更年期を通して霊化する女性

Women Ripening Through The Menopause

MELISSA ASSILEM

メリッサ・アシレム 著

由井寅子 監訳

ホメオパシー出版

 Inquiries should be addressed to : Idolatry, Ink 1418 Liberty Street El Cerrito, CA 94530 USA 510-236-9303

目次

第6章　恐ろしい事柄 …… 201

監訳者まえがき

私がメリッサとロンドンで会ったときの話をしたいと思います。

私が彼女を私が学長を務めるホメオパシーの学校で講義をしてもらうためにロンドンに招いたときのことです。メリッサがなかなか壇上に姿を現さないので「何をしているの？」と舞台裏に見に行くと、なんと彼女は頭に豆電球のたくさんついた冠をつけて、それがきちんと点くかどうかのチェックをしていたのです。それでなくても彼女は裾の長いベルベットの紺のドレスを着ており、ホメオパシー講師としてはかなり派手ないでたちでした。講義中にメリッサは自分で操作してその豆電球を点けたり消したりするのですが、何とも言えないメリッサのかわいらしさが滲み出ていました。

彼女は太っていますが、それを美しさととらえ、遊び心と知恵を兼ね備えており、講師と同時に一人の人間として多くの学生を魅了しました。

さて、女性であれば誰でも迎える更年期。著者は、その更年期を進化の過程という、今までの常識を超えた視野でとらえています。更年期というのは、衰退でもなく、病気でもなく、女性が更なる段階に進むための円熟の過程であり、更年期を過ぎた女性は、生殖活動と子育ての役目から解放され、種全体の進化のために貢献できる存在であると説きます。

著者がほのめかしているように、女性の生殖能力が停止したとき、クンダリーニエネルギーは脊柱に沿って上昇を始め、もしそのとき脊柱にエネルギーブロックがあるとクンダリーニエネルギーの上昇が遮られ、心身に種々の症状が生じることになるでしょう。そしてそれこそが、更年期障害として知られているさまざまな症状ではないのかと推測しています。したがっておそらく、もし脊柱（身体）にエネルギーブロックがないなら、更年期障害というものは存在しないでしょう。

このように考えるとき、更年期に生じる種々の症状を薬で抑圧するのは正しいことではなく、更年期の種々の症状は、女性が個として進化するために浄化しなければならないエネルギーブロックの存在を暗示するものであり、そのエネルギーブロックを見つけて解消することこそが重要であるということです。そして、エネルギーブロックを解消するための優れた方法としてホメオパシー療法があり、そしてそこでは、同種のレメディーを探るために、まさに症状を必要とするのです。

エネルギーブロックが一つ解消されるごとにクンダリーニエネルギーは上昇し、症状も改善していくでしょう。このエネルギーブロックはインナーチャイルドと言っても差し支えないと考えます。インナーチャイルドをクリアするということは、辛い経験を乗り越えるということであり、それは経験を知恵に変換することであると言い換えることもできます。したがってエネルギーブロックの解消過程は、経験を知恵に変換する過程（すなわち、霊化する過程）とも言えるのではないかと考えます。このようにして生殖能力を失った人間の女性は、心身の健康を保とうとするなら、いやが上にもインナーチャイルドを浄化し、過去の否定的経験を知恵へと変換せざるをえず、そうすることによって初めて、人間進化の原動力となりうる存在なのではないかと考えるのです。

このようにして知恵を獲得していった女性を男性は魔女と恐れたのかもしれません。そして本書で語られているような残酷な魔女狩りが行われたのかもしれません。それは、クンダリーニエネルギー（尾てい骨に眠るヘビのエネルギー）の封印であり、更年期障害に合う一番のレメディーがラカシス（Lachesis）というヘビのレメディーであるのは偶然ではありません。

かつて地上には、女性が女神として敬われ、調和の中に栄えていた文化がありました。そこでは、年長の女性は教師、そして指導者としての役割を担い、部族から崇拝されていましたが、男性中心の文化の台頭とともに、その文化は失われ、女性は自分の能力を発揮できない体制の中でもがき続けてきました。時は満ち、今再び女性がその殻を破り、強い女性として生まれ変わる時が到来したと、著者は説きます。

本来の女性らしさの発露とは、男性中心の社会が女性に対してつくり上げた理想の姿に自分を無理に合わせることではなく、自分自身の力を信じ、勇気をもってそのイメージを超え、自分の潜在能力を発揮することです。

今までつくられて来たそうしたイメージに押し潰され、更年期を女性らしさの終わりとして嘆きながら、さまざまな薬剤――ホルモン剤――を使用することによってそれに抵抗する代わりに、それを自然の流れとして受け止めるだけの勇気を持ち、通過儀礼として受け入れたとき、その先には、思いもよらない素晴らしい世界が待ち受けていると、著者は自分の体験を通して語りかけます。それは、女性としての生殖活動の次元を超え、自分の創造力を駆使し、また自分の能力を自由に表現しながら生きるとき、自分の喜びがそのまま社会への貢献に繋がるということです。

したがって、この自然な流れに逆らうようにホルモン補充療法を行ったり、更年期を病気ととらえ、症状を抑圧しようとすることは、女性が自分本来の命を生きられるようになるための、この大きなチャンスを棒に振ってしまうことです。更年期の症状が出ているときこそ、その症状に合わせ適切なレメディーをとり、エネルギーブロック、インナーチャイルドを超えていくときです。エネルギーが動いているときが超えていくときなのです。

著者はまた、さまざまなデータを基に、女性に対して、どれほど無用の子宮や卵巣の摘出が行われてきたか、そして、ピルとホルモン療法によって、どのように女性がコントロールされてきたか、それによって、女性の体と精神がどれほど自然のリズムから逸脱してしまったかに言及します。また、人類のホルモン乱用の連鎖として、ロンドンでは、飲料水が人々の口に入るまでに、最低７人の腎臓を経巡るため、飲料水にはホルモンが混じり込み、それを除去するのは不可能であるという脅威的な事実を指摘しています。

加えて、エストロゲンの投与によって女性の従順性が高められ、自立心が損なわれることの指摘とともに、ピルそしてホルモン補充療法の恐ろしさが詳細に語られ、ホメオパシーがその解決への鍵を握ることが述べられています。

著者はユーモアを交えながら、私たちの社会が女性の更年期を病気や女性らしさの終わりと見るのではなく、更なる段階への進化として受け止め、温かい目で見守ってほしいと説き、また女性には、自分本来の能力を発揮するためにも、勇気をもって更年期を迎え入れるよう鼓舞しながらも、決して単なるフェミニズム的な流れにとどまることなく、しなやかな女性として生き続けることへの適切なアドバイスを提供します。

最後の章では、更年期のもつ大きな意味の一つは、人生の後半に突入する事実を認めることによって、死という絶対不可避の現実と向き合うことであると述べています。生ある者すべてがいつかは直視しなければならない事実――この事実から私たちの目を逸らさせてしまうことこそ、ホルモン補充療法の最大の罪であると、著者は指摘します。現代社会がもつ最大の疾患は死を正視することからの逃避であって、ホルモン補充療法は、そうした疾患を助長する大きな要因の一つであり、永遠の若さと不死という幻想をちらつかせながら、これらとの終わりのない闘いに私たちを駆り立てるものであると述べます。

女性特有の感性と深い洞察力、そして自身の経験を通しての言葉は、強い説得力をもって読者に迫ります。

「私たちの自己イメージこそ、内面的健康を左右する大きな要素であります。しかし、その前に、私たちが自分自身を心から好きになるためには、われわれの文化が培ってきた嘘や欺瞞の知識を捨て去らなければなりません」と著者は言います。そして、神話、考古学的証拠、詩、そしてレメディー像を駆使しながら、われわれの文化における強くたくましい年配の女性の重要性を浮き彫りにしており、このようなたくましい女性の存在なしには、人類の未来はないと彼女は信じています。

レメディーの中でも、とくに焦点が合わせられているのは、女性のレメディーとして知られている、シーピア（Sepia）、シミシフーガ（Cimicifuga）、フォリキュライナム（Folliculinum）、ラカシス（Lachesis）、アーセニカム（Arsenicum）、ヘロニアス（Helonius）、そしてセネシオ（Senecio）です。

本書は、『マッド・ハッターズ・ティー・パーティー』に続くメリッサの著作となります。前著と同様、メリッサのホメオパシーへの尽きない興味は、より良い世界をもたらしたいという彼女の情熱の反映であります。

ホメオパシー博士　由井寅子

Lac-humanum（ラックヒューマナム：母乳：Lac-h.）
Lapis-albus（ラピスアルバス：フッケイ酸カルシウム：Lap-a.）
Lappa-arctium（ラパアークティアム：ゴボウ：Lappa）
Lillium-tigrinum（リリアムティグリナム：オニユリ：Lil-t.）
Luna（ルーナ：月光：Luna）
Lycopodium（ライコポディウム：ヒカゲノカズラ：Lyc.）
Mag-mur.（マグミュア：塩化マグネシウム：Mag-m.）
Medorrhinum（メドライナム：淋菌：Med.）
Menyanthes（メニーアンサス：ミツガシワ：Meny.）
Millefolium（ミルフォリューム：セイヨウノコギリソウ：Mill.）
Morgan（モーガン：大腸菌：Morg.）
Murex（ミューレックス：アクキガイ：Murx.）
Nat-mur.（ネイチュミュア：岩塩：Nat-m.）
Nit-ac.（ニタック：硝酸：Nit-ac.）
Nux-vomica（ナックスボミカ：マチンシ：Nux-v.）
Palladium（パラデューム：パラジウム：Pall.）
Phosphorus（フォスフォラス：リン：Phos.）
Platina（プラタイナ：プラチナ：Plat.）
Pulsatila（ポースティーラ：セイヨウオキナグサ：Puls.）
Ratanhia（ラタニア：ラタニア：Rat.）
Ruta（ルータ：ヘンルーダ：Ruta）
Sabina（サビーナ：サビナビャクシン：Sabin.）
Sanguinaria（サングイナーリア：セッコンソウ：Sang.）
Secale（セケイリー：麦角菌：Sec.）
Senecio（セネシオ：ライフルート：Senec.）
Sepia（シーピア：イカスミ）
Silica（シリカ：水晶）
Stannum（スタナン：スズ）
Staphysagria（スタッフィサグリア：ヒエンソウ：Staph.）
Stramonium（ストラモニューム：チョウセンアサガオ：Stram.）
Sulphur（ソーファー：硫黄：Sulph.）
Sulphuric-acid.（ソーファリックアシッド：硫酸：Sul-ac.）
Symphytum（シンファイタム：ヒレハリソウ：Symph.）
Thlaspi-bursa-pastoris（サラスピバーザパストリス：ナズナ：Thlas.）
Thuja（スーヤ：ニオイヒバ：Thuj.）
Thyroidinum（サイロイダイナム：甲状腺ヨウ素：Thyri.）
Trillium（トリラム：エンレイソウ：Tril.）
Ustilago（ウスティラーゴ：トウモロコシ黒穂病菌：Ust.）
Viscum-album（ビスカムアルバム：ヤドリギ：Visc.）
Zincum（ジンカム：亜鉛：Zinc.）

本書に登場するレメディー 一覧

Aconite (アコナイト：ヨウシュトリカブト：Acon.)
Agaricus (アガリカス：ベニテングダケ：Agar.)
Aletris-farinosa (アレトリスファリノーザ：スターグラス：Alet.)
Aristolochia-clematis (アリストロキアクレマティス：
アリストロキアクレマティス：Arist-cl.)
Arnica (アーニカ：ウサギギク：Arn.)
Arsenicum (アーセニカム：三酸化ヒ素：Ars.)
Aurum (オーラム：金：Aur.)
Aurum-mur-nat. (オーラムミュアナット：塩化金酸ナトリウム：Aur-m-n.)
Ayahuasca (アヤワスカ：アヤワスカ：Ayah.)
Belladonna (ベラドーナ：セイヨウハシリドコロ：Bell.)
Bellis-perennis (ベリスペレニス：ヒナギク：Bell-p.)
Bryonia (ブライオニア：シロブリオニア：Bry.)
Calc-carb. (カルカーブ：牡蠣の殻：Calc.)
Calc-flour. (カルクフロアー：フッ化カルシウム：Calc-f.)
Calendula (カレンデュラ：キンセンカ：Calen.)
Carcinosin (カーシノシン：乳がん：Carc.)
Carduus-marianus (カーディアスマリアナス：セントメリーアザミ：Card-m.)
Caulophyllum (コーロファイラム：ルイヨウボタン：Caul.)
Centaurea-tagana (セントーレアタガナ：ヤグルマギク：Cent.)
Cimicifuga (シミシフーガ：サラシナショウマ：Cimic.)
Crotalus-horridus (クロタラスホリダス：ガラガラヘビ：Crot-h.)
Dys-co. (ディスコー：赤痢菌：Dys.)
Elaps-corallinus (イーラプスコラリナス：サンゴヘビ：Elaps)
Ephedra-vulgaris (エフェドラブルガリス：マオウ：Ephe.)
Erigeron (エリジェロン：ノミヨケソウ：Erig.)
Euphrasia (ユーファラジア：コゴメグサ：Euphr.)
Ferrum-metallicum (ファーランメタリカム：鉄：Ferr.)
Folliculinum (フォリキュライナム：人工女性ホルモン：Follic.)
Fraxinus-americanus (フラクシナスアメリカナス：アメリカトリネコ：Frax.)
Hamamelis (ハマメリス：アメリカマンサク：Ham.)
Helonias (ヘロニアス：フォールスユニコーンルート：Helon.)
Hydrastis (ハイドラスティス：ヒドラスティス：Hydr.)
Hyoscyamus (ハイオサイマス：ヒヨス：Hyos.)
Ipec (イペカック：吐根：Ip.)
Kali-brom. (ケーライブロム：臭化カリウム：Kali-br.)
Lachesis (ラカシス：ブッシュマスター：Lach.)

著者まえがき

本書は少なくとも8年間にわたって熟成を重ねてきました。内容の一部は女性の健康についてのセミナーやクラスでの教材として用いられてきましたが、私としては、本書の執筆を終了させて印刷物として世に出すことに大きな抵抗がありました。あまりに学ぶことがまだたくさんあり、消化するべきことが多すぎたからです。とはいえ、どこかで区切りをつけ執筆を終わらせなければなりません。というわけで本書が世に出ることになりました。

本書は、更年期に対しどのようにホメオパシー的な対処をしていくかについてというより、この課題を医学的、生物学的、魂的見地からとらえ、統合させながら紡いだ本です。女性がたどる旅路について、そしてその旅路の節々で、ホメオパシーの素晴らしいレメディーの知識がどれほど大きな道しるべとなって私たちをサポートしてくれるかについて書かれた本です。

私たちの誰もが自分自身を癒す力を内包していますが、それを発揮するためには、自分自身が何者であるかに気づくことが必要となってきます。私たちの内面の健康というものは、外面の環境によってのみでなく自己イメージによって形成されます。治癒とは re-membering（再び本来の自分に戻る）、re-defining（再び——自分を定義づける）、re-sourcing（再び——自分の源につながる）ことを意味します。私たちは、自分自身を知ることなしに再び本来の自分に戻ることはできないのです。自分自身を愛することなしに、再び自分の源につながることはできません。自分の源へ帰る道が地図に記されていないとしたら、自分自身を再定義し、方向づけることが不可能になってしまいます。

ホメオパシーのレメディーは私たちの魂の導き手であって、これらが植物、動物、鉱物に宿るスピリットに私たちをつないでくれる――私は心からそう信じています。本書においては、私たちの旅路を描写するために、レメディー像／エッセンスを用いました。地球上には、この美しい青と緑の惑星を同じ母として私たちと共有しながら生息している兄弟姉妹、岩石や他の生物たちが存在します。私たちが彼らから学ぶべきことはたくさんあるのです。

本書は、本来の自分自身に戻る旅路について書かれた本であります。本来の自分自身とは、私たちの英知が存在する場所、私たちの記憶が存在する場所であり、そこにあって、私たちは自分が知っていることを思い出し、そして自分が誰であるかを思い出すことができるのです。

1996年4月　カリフォルニア州エルセリトにて

メリッサ・アシレム　MNCHM RSHom FBIH

序　章

進化としての更年期

　更年期とは女性の人生における進化の過程です。自分自身の能力を発揮するための移行期です。私たちが種として生き残ろうとするなら、この力が大いに必要とされます。高齢の女性たちこそ、私たちの道徳的守護者であり庇護者です。彼女らは虐待に対しては容赦なく抗議し、不作法や暴力に対してはなりふりかまわず闘う口やかましい女です。女性は熟年期に入ると、若いころには言えなかったことが口から出てくるようになるものです。この転換期に到達した女性には、英知の師としての可能性がもたらされます。更年期は、この段階への通過儀礼としての意味を持ち、若さの再生が英知の再生へと転化される時期であります。

　熟年期に達することが、何も性的能力の終わりを告げるわけではありません。女性の生殖能力と性的能力とは別のものだからです。私たちの社会は、女性は養育者であり、母性を象徴する受け身的存在であるという固定観念にとらわれ、一方的な見方をします。そのため、それが何であれ、母性的領域を超えるものは、すべて妨害されてきたのです。何千年もの間、女性の中に潜む優秀で力強い面は、私たちの社会の目から隠されてきました。

私が診療の現場を通して目にするのは、子供の擁護者としての役目を終え、新たな役割を得ようとしている女性たち、または母としての役割に決別し、それ以外の選択を決断したときの女性たちの葛藤です。彼女たちは「空の巣症候群」という非難めいたレッテルを貼られ、勇気をそがれてしまいます。このような事実そのものが、私たちの社会がいかに高齢の女性の大切さを黙秘しているかの表れであると言えましょう。そこにあるのはこの力に対する多大な恐れであり、彼女たちの巫女的潜在力と美を覆い隠すためにさまざまな仮装が行われるのです。こうした恐怖に打ち勝つためには、この恐怖が何であるのかを理解する必要があります。これに対する知識なしには、私たちは賢明な選択をすることができないからです。

更年期にある女性のほとんどは、実際には医療の援助を必要とせず、また、更年期を病気とみる必要もないのです。私自身、過去においては更年期を病気と勘違いして薬剤を処方していたことがあります。彼女たちがさまざまな問題を抱えて私の所に助けを求めてくるのは、自分たちが経験している体の変化が原因であるという不文律をもとに考える癖がついていたのです。これは誰もが陥りやすい罠で、その罠に引っかかったのはもちろん私だけではありません。こうした考えは、私たちの社会の生物／医学、社会／心理学分野における専門家の間の常識となっているからです。更年期というのは、このような変化の過程において体調を崩してしまう少数の女性の症状であると定義づけられてきました。そして、こういった「臨床治療」を必要とする少数派の女性が、他のすべての女性の診断基準となってしまいました。医療産業は、首尾よく更年期を「疾患」として喧伝してきたわけです。この世に生まれ、家族との絆を得、連携し、成長し、初潮を迎え、和合し、子育てをし、再び独りになり、更年期を迎え、年をとり、より大胆になり、死んでいく――これらはすべて、自然の発達過程であります。

女性は、この過程におけるエキスパートと言えます。悲しいことに、最後の数百年を除いては、およそ過去６０００年もの間、女性自身の声が聞かれることはありませんでした。その代わり、女性についてのつくられた神話がそのまま語られ続け、ますます確固としたものとなり、これらの通過儀礼にどのように対処すべきかについて指導できる専門家が必要となったのです。つい最近になって医療産業が更年期を大きく取り上げるようになり、それによって、私たちのほとんどが更年期というのは危険な時期であるという認識を持つようになりました。その大きな要因は、今後約20年の間に、アメリカだけで約４千万人の女性が更年期を迎えると算出した人がいたからだと思われます。これは医療産業にとって、未開発の金鉱を意味しました。私自身、今まで更年期という課題を棚上げにしてきた感があります。多くの女性たちが私の元を訪れました。「HRT（訳注：ホルモン補充療法）について教えてほしいのです。この療法についてのあなたのご意見をうかがいたいのです」。私は、ホメオパシー的立場からみて、抑圧薬であるステロイドの使用を勧められないことはわかっていました。合成エストロゲンをとることによって、体は、通常50歳以降に起こる代謝変化を経験せざるを得ないことも知っていました。私たちホメオパスがいつも話している本来のバイタルフォースにとって、これがかなりの危険性をはらむことも知っていました。とはいえ、私はそれについて、自分の本当の気持ちを言葉に出せずにいたのです。私にできたのは、統計を引用し、更年期の症状に対応するためのさまざまな代替医療を引き合いに出すことだけでした。近代においての更年期への処方は、もっぱら生体臨床医学の見地からのみとなっています。ほとんどの女性の更年期症状は、男性的見地に基づいた「専門家」や学会によって解釈されてきました。私たち女性の人生は、異種の性を持つ人々によって定義づけられてきました。素材について全く知識のない人たちによって解析研究が進められてきたわけです。

一方、私自身も、多くの女性、患者、友人たち、同僚たちと話すことによって、そして自分自身がその過程を経験することによって、今では更年期というものの実体をより深く理解できるようになりました。更年期の症状について最もよくわかっているのは、現在そのさなかにある女性たちであり、彼女たちの話をじかに聞くことが大事になってきます。

本書の中で、私は、こうした転換期における女性の問題への対処方法を説明していくつもりではありますが、心していただきたいのは、更年期というのは女性の生涯における全く自然な過程であるため、基本的には私たちホメオパスも、そして医療専門家たちも、そのための治療が必要であると思い込んでほしくないことです。代替療法の多くは一定の医学的モデルを基盤としていますが、その中でもホメオパシーはおそらくその傾向が強いように思われます。ここで、いくつかの問題点が提起されます。私たちは、19世紀に医師として働き、その当時の医学を学んだ人たちによって書かれた書物を読み、それから医学の知識を得ているわけです。私たちにとって、こうした当時の誤解や女性の生涯に対する曲解を少しずつはがしていくことは、時として容易なことではありません。

書店の棚には、おびただしいほどの更年期に関する書物が並べられています。私が気づいたのは、この種の書物の表紙を飾る女性たちが、新しいタイプの「中年の女神」的な姿をしていることです。彼女たちはほっそりとしていて、しわもなく、ぜい肉もなく、実際のところ35歳くらいにしか見えず、HRTや生薬には、まるで時間を止める奇跡の力があるとほのめかしているようです。腰の曲がった惨めな高齢者の女性のイメージは、更年期障害の薬剤の販売用として使用されています。私たちのこの社会は、年老いた人々を隠したがり、彼らの姿を見ることを嫌がります。まるで、私たちが不老不死であると言っているかのようです。ギリシャでは、高齢の女性は地域社会の生活に貢献します。社会はこういった高齢の女性が持つ美しさを否定することで衰退していくと思います。彼女たちから学ぶべきことはたくさんあります——もし、私たちさえその気になれば。更年期が始まるのはいまだ40代であるにもかかわらず、私がなぜ老齢期について語るかというと、更年期は老いの現実と向かい合う時期だからです。その現実に私たちは恐怖を覚えますが、年齢差別に関するあらゆる恐ろしい話を聞いたり、女性嫌悪の文献などを読むなら、それはもっともなことであります。

死への恐怖、老いることへの恐怖、賢い女性に対する恐怖こそ、私たちの社会が持つ病気の真の症状であります。これこそ治療が必要な疫病です。この現代の疫病については、本書の後の章で探索してみようと思います。

ギリシャ語では、「更年期」ははしごの一番上の横桟を意味します。

この言葉は直接的には月経が終わることを意味しますが、現在では、体が変化する期間全体を示す言葉として用いられています。その症状はいきなり静かに始まることが多く、変化の行程は6か月から数年間にわたります。更年期は卵巣が卵子の生産を中止するときであり、そのため体内のホルモン生産に大きな変化が生じます。女性胎児が5か月目を迎える段階で、その卵巣は6百万～7百万の未発達の卵胞を有し、その後に新しい卵胞が形成されることはありません。実際、この数は私たちが誕生する時には2百万に減少してしまいます。そしてこれらの卵胞のうち、成熟卵として発育するのはわずか300～500個にすぎません。私たちの体には、誕生から48～51歳くらいで卵子の生産を終え、月経が消滅することが遺伝的にプログラムされています。この年齢に達する女性の多くはすでに力が低下していて、複数の子供を持つ女性の場合、最後の子供の出産から数年後にこの時期が訪れるようです。一部の研究者たちは、閉経後の数年間は、最後の子供を成人させ、そして幼い孫の世話のための重要な時期であると提唱しています。一部の狩猟採集民においては、女性たちは最後の子供を3～10年の間授乳し、授乳性無月経の期間内に更年期に入ると言われています。もしこれが事実だとすると、オキシトシンその他の授乳性ホルモンの存在によって、更年期がより楽に過ごせることになるでしょう。

この後に続く章においては、現在起きていることの背後関係を把握するために、女性史からいくつかの教訓を提示していきたいと思います。私たちは、ともすれば切り離された空間に生きているかのように思いがちですが、それは特に女性の歴史が記録されることなしに消滅してしまっているからであります。

ここでは、考古学的資料、想像力、女性の認識論（女性独特の認識法）そして神話を織り交ぜながら、時間を蛇行、退行し、物事がどのようであったかを考察してみたいと思います。

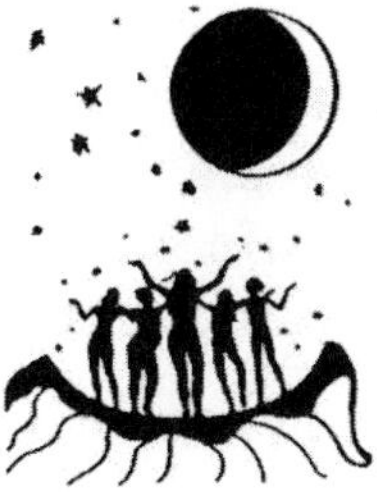

第1章

私たち女性の歴史

私たちの足跡をたどろう

（著者作：モニーク・ウイッティヒへの感謝とともに）

かつてあなたが強さを持っていたころ
あなたは喜びに満ちて、堂々と胸を張って闊歩し
風の中を自由気ままに走り回っていた。
思い出すのは難しいとは思うけれど、
でも、頑張って
記憶を蘇らせ、思い出しながら、あなたの足跡をたどってみてください。
あなたはもっと力強い声で話し、

知識を内包し、
あなたの骨は強固で
あなたの精神はたくましかった。
思い出すのは難しいとは思うけれど
でも頑張って
記憶を蘇らせ、思い出しながら、
あなたの足跡をたどってみてください。

私たちの兄弟姉妹である哺乳類のほとんどはハンターであり、群れをつくり、またはリーダーを持つ集団という形で生活します。ライオンにおいては、群れをまとめているのは雄ライオンと同腹の雌ライオンたちであります。彼女たちは協力し合いながら子育てをし、獲物狩りをします。オオカミもまた同様の生活形態を持ちます。雌オオカミたちは群れの中にとどまり、若いオオカミだけが一匹オオカミとして群れを離れます。こうした雄オオカミたちも、やがては別の群れに属することがあります。雌のゾウたちは一緒に生活し、お互いに協力し合いながら、

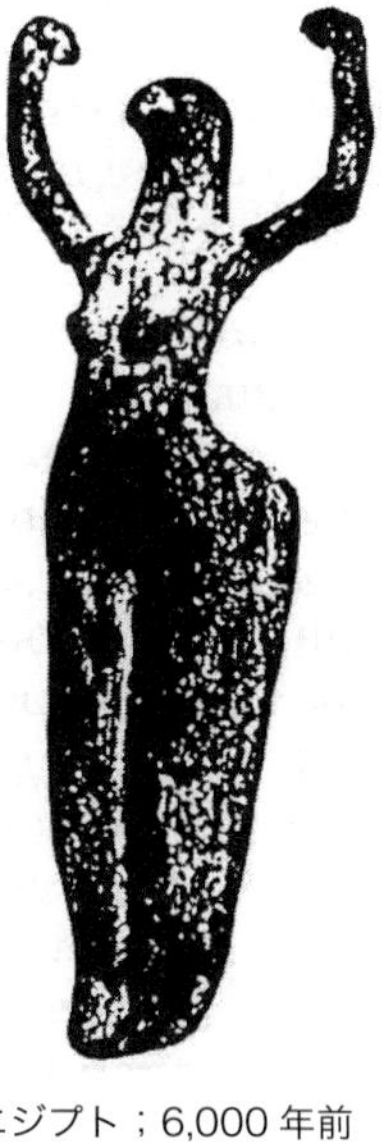
エジプト；6,000 年前

群れの若い雌ゾウに対しては助産婦や母親的な役割を果たします。彼女たちは極めて洗練された伝達手段を持ちます。

私たちの姉妹である霊長類は、ほとんどの場合、集団で生活し、生存のためのさまざまな課題をともに担います。霊長類の集団社会では、年長の雌が年少者の面倒をみます。

雄は一般的に、子孫の運命に関しては雌の積極的介入に任せ、自分たちは身を引き、群れを去る。事実上、霊長類の雌は子孫存続という意味において2つの役割を果たすことになる——つまり、出産、そして肉体的および情緒的保障の提供であるが、これらの役割を段階的に果たしていくことになる。ラングールの群れがイヌや人間から脅かされたとき、または、他のラングールの群れによって領域を侵略されたとき、群れを離れ、侵略者を追い払う役目を負うのは一般的に成熟した雄か年長の雌たちである…というわけで、防衛者の役割を引き受けるのは、若く活力にあふれた雄という私たちの想像に反して、繁殖期を過ぎた雌であることがわかる。(KernsandBrown：226)

私たちは、これら太古の姉妹たちから進化を遂げてきました。女性は一族のリーダーであり、一族の母だったのです。私たちの進化において不可欠な役割を果たしたのは、私たちの女性の先祖でありました。女性はヒーラーであり、賢者であったのです。

シベリア先住民においては男性のシャーマンは異なる部族によって、それぞれ異なる名称を持っていたが、女性シャーマンを意味する名称は1つしか存在しなかった:それは「utygan」または「udagan」または「udaghan」という言葉で、これらは語源的には同じものである。これから推察されるのは、これらの部族はもともと互いに近縁にあった民族または親しい交流のあった民族からそれぞれ分かれた支流であって、当時のシャーマンはすべて女性であり、utygenという同じ名称で呼ばれていたことである。そして、部族間の関係が消滅した後でも、この名称だけはそのまま残ったものと思われる。男性シャーマンは部族が分離した後に出現したので、彼らを意味する名称はそれぞれ独自に生み出されたのであろう(Ashe:29)。

老婦と未婚女性（ハイミス）の重要性

ホモ（ヒト属）が、サピエンス（知恵者）に進化した後は、年齢を重ねることが栄誉となった。人類の飛躍的進化の成功の大きな要因の一つは、人類が個人的な経験のみでなく、先人たちの経験からも知識を蓄積し、それを有効に利用する力を備えていたことである。文字が発明される以前の知識の蓄積は、部族の長命者と年長者の記憶に頼るしか方法がなかったのである。（Morgan：233）

人類学者によると、現代の人類「文化」は約3万5千年前に大きな転換期を迎えたとされる。これは、ホモエレクタスがホモサピエンスに進化を遂げた時期であり、パレオインディアン（古アメリカインディアン）がランドブリッジを渡り東から西へと移動し、ヨーロッパにたどり着いた時期である。（Goodman）

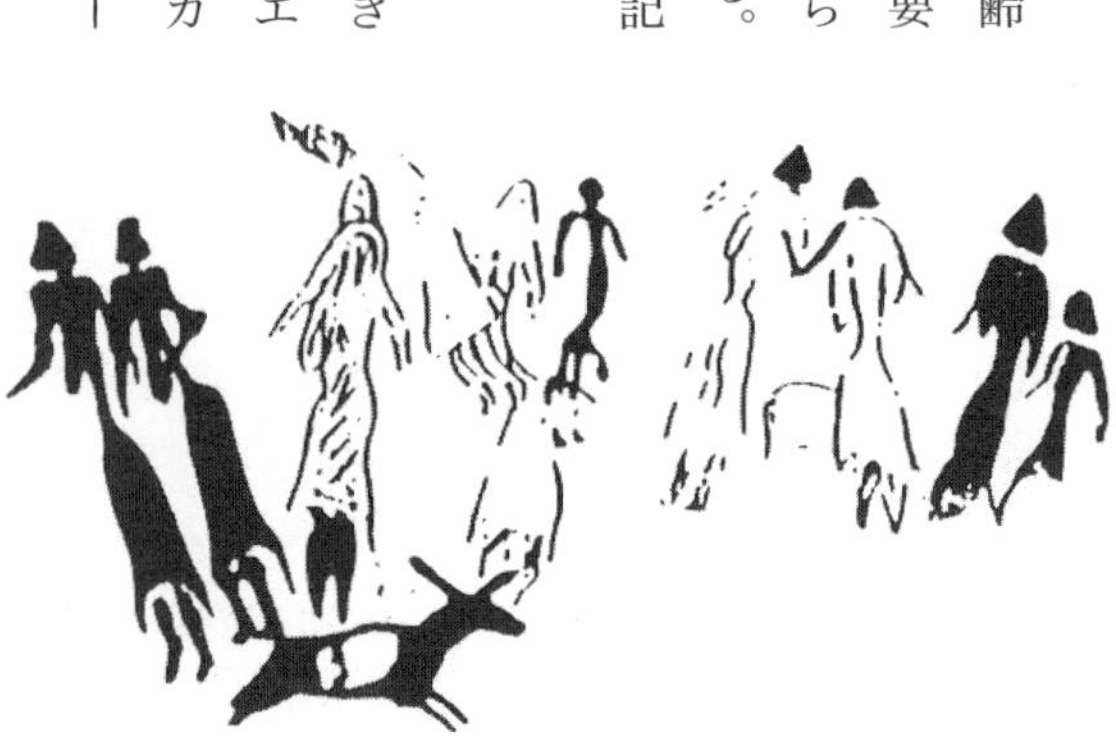

一方、この現象が発生する以前の数千年間は火が最高の道具とされ、子供たちが暖をとるために用いられていましたが、それを扱うのは女性でありました。女性は調理という錬金術を発達させ、種子からパンを生み出しました。彼女たちは、大地から粘土を採掘して壺や鍋を形成し、これらを彼女たちの美しい腹部の形に仕上げました。文化を持つということは、次の世代へそれを伝承しうる者の存在が必要とされることを意味します。そのような存在は、子育てから解放された、強く賢い者でなければなりません。あらゆる人類文化には、高齢女性の存在とともに、結婚や出産を望まない女性が存在します。彼女たちは防衛者であり、革命家であり、発見者でありました。助産婦や指導者たちには、言語、語り部、教育、芸術、陶芸、織物の知識を持つことが求められ、彼女らは、どの植物を、どの時期に、どの場所で、どのような方法で採集し、また、どの植物を食すればよいか、そしてそれを、どのような方法で調理し、どのように治療に用いるかについて指導する能力が求められました。私たちの先祖である女性たちは、試行錯誤を通して健康を維持する食物を系統立てていったのです。いかなる部族も、高齢でたくましい女性の存在なしには到底生き延びることはできなかったでしょう。高齢の女性たちは、一族の安全維持に必要とされる知識を保有し、また安全に生命を蘇らせる植物、生命を終わらせる植物、そして神性を顕現する植物の秘密を知っていたため、一族の尊敬を集めていました。**更年期と**

いうのは、われわれ人類に特有の生物学的現象であります。

更年期の「最も一般的な」解釈は——女性はある一定の年齢に達すると、子供を宿し、産み、育てることがさらに危険になり、体に害をもたらすようになる。ゆえに、進化の大いなる愛の力が、彼女たちをこの危険から守るために、妊娠を不可能にするのである——というものです。しかし残念ながら、真実はそんなに単純なものではなく、進化の力というのは、個々人に対して愛を示すなどといったことに何ら関知しません。

高齢のチンパンジーやゴリラにとっては、妊娠と養育はつらく、衰弱をもたらすかもしれず、また雌ウシにとっても同様かもしれませんが、他の種においては、平穏で自由な老年期を長引かせるために、雌がこれらの義務から生物学的引退を強いられることはありません。

同様に、ヒョウにとって歯を失うことは、大変危険で体に害をもたらします。しかしながら、これは決して自然淘汰の法則が年老いて歯をなくし

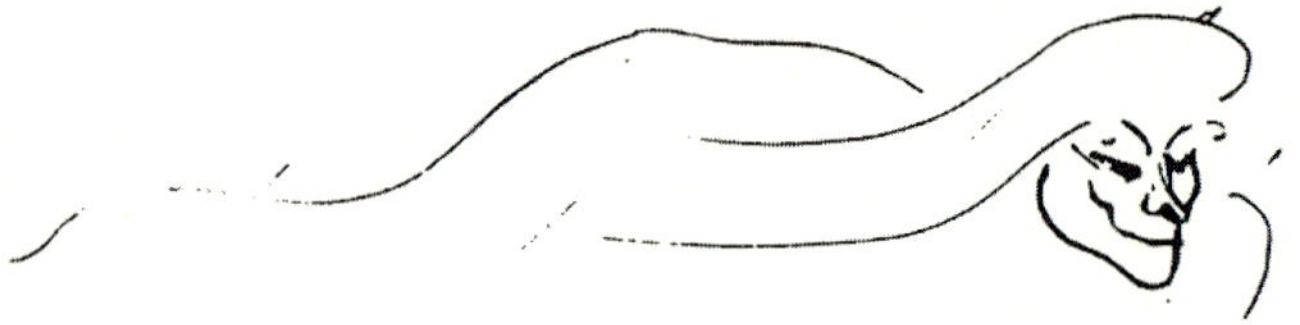

たヒョウに不利に働きかけているわけではありません。というのは、これらの動物はいったん繁殖期を過ぎると、個々の長寿がその種に対してもたらす恩恵がなくなってしまうからです。

女性においての更年期を進化の現象とみなす唯一の根拠は、すでに子を産めなくなり、成熟して健康な老齢期を迎えた女性の存在が個人的なレベルだけでなく、種全体に何らかの恩恵をもたらすという前提の上に成り立ちます。それは私たちの知る他のどの種にもみられない形での貢献を意味し、老齢の女性（そして中年の女性）が、この役割を果たしてきたのです。

私が知る限りでは、この解釈が成り立つのは、上にも述べたように彼女たちが「知恵の宝庫」としての役割を持つからであり、とりわけ若者たちの指導者として彼女たちが持つ独特の働きによると考えられます…もちろん周りに男性が存在した事実は否めませんが、彼らは出産によって死期を早められることもなく、その関心は他のことに向けられる傾向にありました。種の中で更年期という異変が生じ、それが確立されたグループは、そのような異変が生じなかったグループよりも生存能力においてはるかに勝っていたと思われます。

このように、霊長類の中では人間の女性のみが更年期を発達させてきたわけですが、それは霊長類において、子宮とは関係のない次元で種全体の生存にさらなる恩恵をもたらす方法を獲得していたのは、彼女たちだけだったからであります。彼女たちは、記憶することができ、思考することができ、そして、これらの記憶や思考を伝達することができたのです。

…一部の狂信的男性優越主義者が、ホルモンや体内の生殖機能だけを取り上げて、私たちの価値を定義づけようとするとき、何百年も前にダーウィンの淘汰説が偶然で公平な力について説き、女性の価値は首から下だけを見て評価できるものではない事実を記したのは全くの救いである（Morgan：234-5）。

年を重ねた女性は、人生の宗教的意義や植物についての知識、癒し、共通のビジョンや道徳規範を教え伝えました。彼女たちはまた、女性の体内を流れる潮流が、毎月地球に生じる2つの大きなうねり――満月そして新月のときに生じる母なる地球との調和した鼓動――に驚くほど一致する事実を伝えました。物事の時期を、これらの鼓動の中に聞くことができたのです――すなわち、排卵と月経の時期、13か月を1年とする太陰暦、種まきと収穫の時期、そして受胎と出産の時期です。

女性は極めて特殊な脳の機能を発達させてきましたが、これは男性にはみられません。女性は男性よりも大きな脳梁を持ちます。これは、右脳と左脳をつなぐ部位です。最近の調査によると、女性が思考する時には両脳を使うのに対し、男性は片方の脳しか使わないことがわかっています。これは、女性が物事をより大きな視野で見る能力に恵まれていることを示唆します。

ここで私が言いたいのは、私たちにはまだわかってはいないものの、これこそが進化の一つの切り札ではないかということです。私たちの文化は、高齢の女性、母親を卒業した女性を侮辱する傾向にあり、そのために私たち女性はあがいてきました。更年期が人間の進化の一つの過程であって、私たちの文化を培ってきた要因であることの理由は、ここにあります。健康な高齢女性の存在なしには、私たち人類にとって知る必要のあったことを模索した人は誰もいなかったでしょう。今日では、高齢の女性は侮辱され、誰も彼女たちの言うことに耳を傾けませ

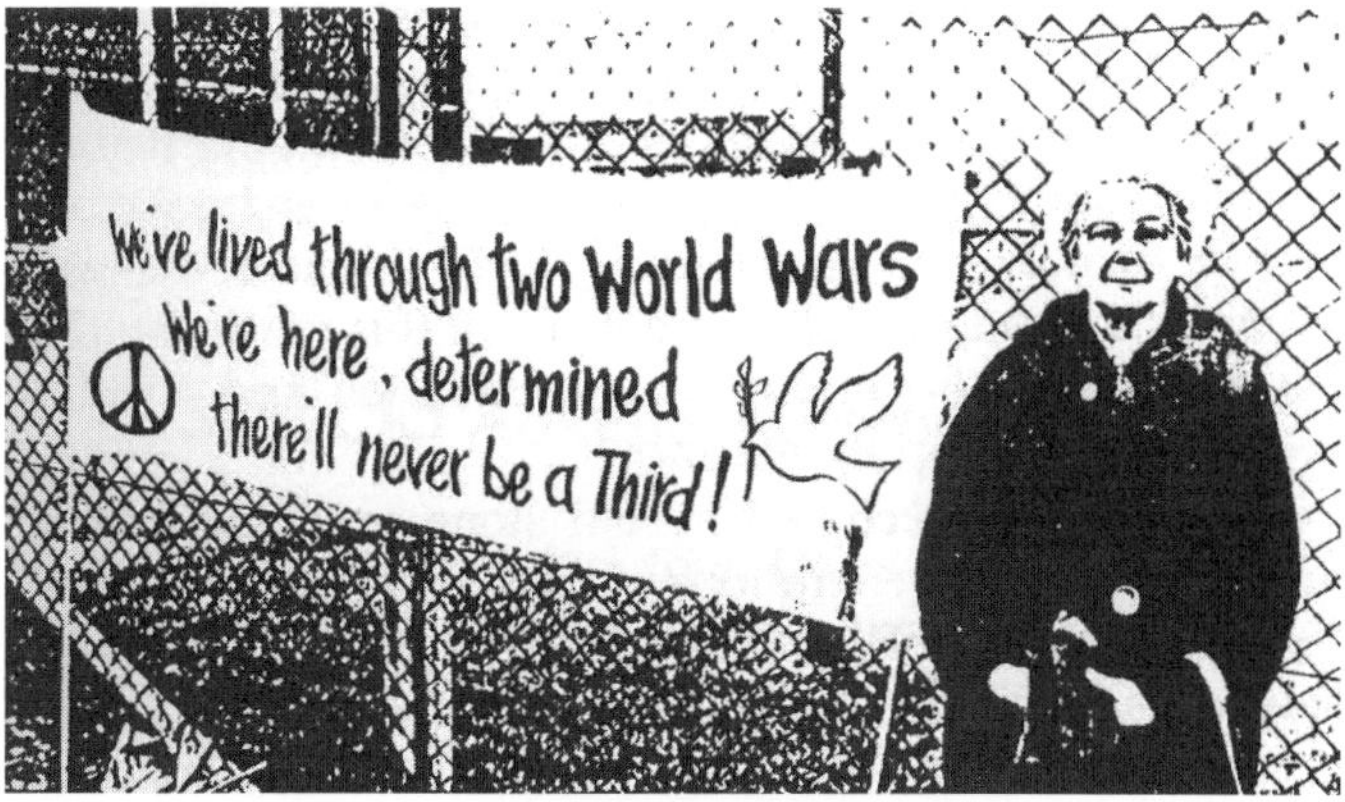

私たちは２つの世界大戦を生き抜いてきました。
三度目の世界大戦を
絶対に起こさないことを心に固く誓い、
ここにいるのです！！

ん――私たち女性すべてが恐ろしい危機にさらされているのです。母なる地球の存在そのものが脅威にさらされています。

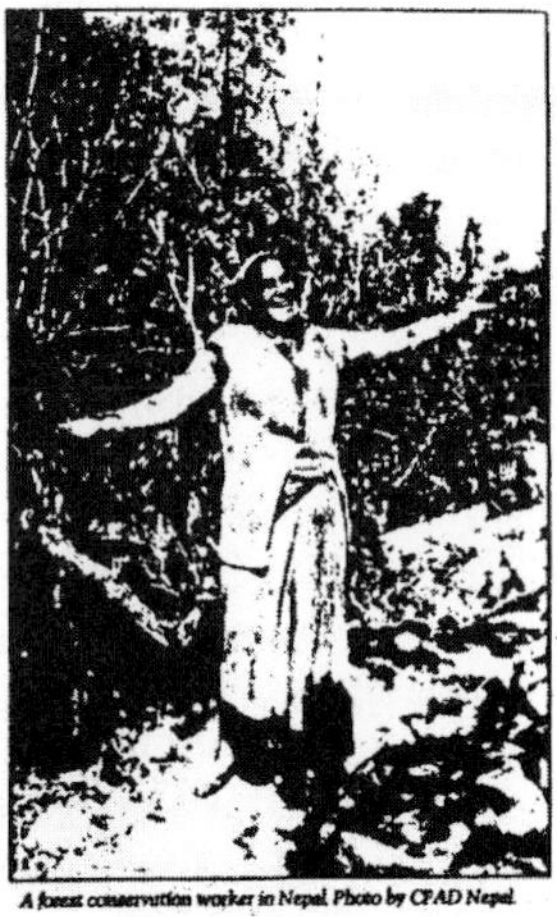
A forest conservation worker in Nepal. Photo by CPAD Nepal.

ネパールで森林保全のために働く女性

古代の母なる女性からのメッセージ

現在わかっている最古の女性ヒーラーの証拠は、クルディスタンのネアンデルタール人の洞穴で発見されました。1992年にノッティンガムで開催された第2回「ホメオパシーにおける女性大会」で、この証拠の存在意義を「洞穴の中の花」というテーマで美しく感動的に紹介してくれたリンゼー・リバー女史に心から感謝を捧げる次第です。彼女の講演は、彼女自身の研究論文に基づいた、疾患と薬剤の歴史およびそれにおける女性の役割についてでしたが、それは洞窟の花の花粉についての小論であり、私にとって新たな気づきをもたらしてくれました。それは、私がホメオパシーを始める前に興味を持っていた薬草学と人類学への思いを私の中に呼び起こしてくれました。私は考古学者の家系出身で、自分自身の考古学への興味から70年代初期のこの特殊な発掘について書かれたソレッキの著書を読む気になったのですが、それはほんの始まりにすぎず、当時はまだその深い意義を理解するには至っていませんでした。

その洞穴は10万年前から、旧石器時代のネアンデルタール人によって2千世代にわたって、6万年もの間住処として使われていました。彼らは死者を埋葬する習慣を持ち、小型の手斧を保有していました。山岳部に居住していたため、食糧は主に小動物と採集した植物性食物に頼っていたようです。発掘当初、考古学者たちはその形態から、ここもまた当時その周辺で発掘されていた墓の一つであると推測しました。その後、調査を進めていくうちに、岩の落下が原因で二人の女性と赤子一人が死亡していたことが判明しました。後に古植物学者によって土壌の分析が行われ、植物の花粉が発見されたとき、それが偶然ではなく意図的にその場に持ち込まれたことが判明したのです。それは、マツの枝で粗く編んだかごに入れられて洞窟内に持ち込まれたことがわかりました。季節的には晩春で、雨期が終わり、野生の花々が咲き誇る時節であったようです。

そこには、私たち人類文化の幕開けの一瞬が封じ込められていたのでした。また、これらの花粉は8種類の花（2種類については未確認）のものであり、治療を目的として意図的にそこに運び込まれたと信じられています。彼らの居住環境はそれほど広範囲にわたっていたのです。

これらの植物の一覧表を目にしたとき、私が想像したのは、若い母親と誕生したばかりの赤子のために、薬草を採集していた祖母の姿でした。これらの植物の薬効は、この状況にぴったり適合し、当時の女性たちが薬草の知識を持っていたのは疑う余地のないところです（ソレッキ：248）。リンゼーはこれらの植物一つ一つの薬効については詳しく述べませんでしたが、私は更年期障害の書物においては重要で意義があると思われるので、ここでその薬効について説明を加えてみたいと思います。

確認ができた6種類の植物に関しては、現在も薬草として用いられています。

1. Senecio aureus——Liferoot（ライフルート）
2. Achillea millefolium——Yarrow（セイヨウノコギリソウ）
3. Althæa rosea——Hollyhock（タチアオイ）
4. Ephedra vulgaris——Desert tea（デザートティー）

5. Centaurea solstitial——St.Barnaby's thistle（セントバーナビーズシスル）
6. Muscari atlanticum——Grape hyacinth（ムスカリ）

1. Senecio aureus——Liferoot（セネシオ／ライフルート）

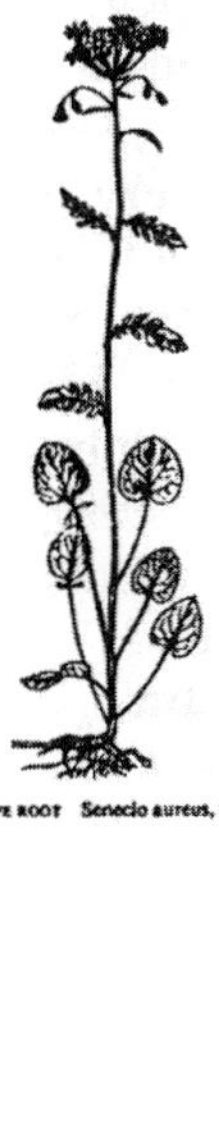
LIFE ROOT　Senecio aureus, L.

発見された花粉の中で最も量の多かったのがセネシオで、これは、グラウンセル（アングロサクソン語で〝膿を嚥下する者〟の意味を持つ）、またはライフルートとも呼ばれます。この薬草の知識はもともと北米先住民の女性ヒーラーから伝承されたため、初期の北米入植者たちによって「squaw root（女の根っこ）」と呼ばれていました。この科の植物は極めて繁殖力が強く、たくましい生命力を持ちます。さまざまな野生種を、庭、道端、そしてコンクリートの割れ目に見ることができます。キク科の一種で、アーニカ（ウサギギク）、カレンデュラ（キンセンカ）、ベリスペレニス（ヒナギク）、カモミラ（ジャーマンカモミール）、ミルフォリューム（セイヨウノコギリソウ）もこの科に属します。この植物は、傷、特に壊疽性そして出血性の傷の治療薬であり、子宮や尿管の深部感染症によく効きます。煎じ薬として子宮の刺激薬として用いられ、流産を起こしたり、また避妊薬としての効果を持ちます。

女性は太古の昔から、受胎の秘密、そして植物を用いてそれを制御する方法を知っていました。この薬草は、出産時や月経中の困難に、そして更年期の周辺で、女性の力強い味方になってくれることで知られています。特に花はその根茎よりも子宮強壮薬としての効果が強く、シャニダー洞窟では、この目的で用いられていたと思われます。薬草医であるスーザン・ウィードによると、この薬草は激しい月経痛、嘔吐感、衰弱、そして穏やかなほてりを完全に消滅させるだけでなく、子宮を強化し、貧血を癒し、神経を静め、感情の起伏を和らげ、乳房の圧痛を取り除き、結砂を減少させ、その他の泌尿器障害に効果をもたらすと共に、性欲を増進させます（Weed：109）。

ホメオパシー的にフォスフォラス（Phosphorus）の植物版とも言えるでしょう。その症状は激しい冷えがありながらほてりを伴う、貧血気味、虚弱、疲弊し切っている、各部位の内膜からの代償性出血がみられる。月経は極めて不規則で、出血量が多く、月経前に困難が伴う。

この薬草は、無月経による不妊症にも効果をもたらします。

セネシオは、出産後に多量の出血、子宮感染症、消耗と冷えがみられるときのレメディーです。

患者は皮膚が黄色みを帯びているか灰白色で、疲弊と貧血が観察されることがあります。これは、骨盤内炎症や子宮内膜症を起こしている場合にしばしばみられる症状です。

症状像として激しい子宮の炎症が挙げられ、急性の骨盤内感染症、そして月経痛や月経時の体力低下の原因となる軽度の骨盤内感染症に優れた効き目をもたらします。更年期に入った女性は、体調が落ち着くまで一時的に月経の回数が増えることがあります。このレメディーは7日ごとの月経を症状に持ち、多くの場合腫脹を伴います。

ラカシス（Lachesis）がそうであるように、月経がもたらされるとあらゆる症状が緩和されます。患者は無月経の状態を苦しんでいるわけですから、その意味で、これは更年期における完璧なレメディーと言えましょう。

主な精神的症状としては、故郷への焦がれと自分自身への嫌悪が挙げられます。比喩的に言うならば、更年期の女性が自分自身という故郷へ帰る道筋において、それを支援してくれる優れたレメディーに思われます。

彼女たちは自分の家族を疎ましく思い、さまざまな冒険を夢見たりします。それは水辺の夢や航海をしている夢だったり、馬や荷馬車（19世紀の主な交通手段）の夢だったりするでしょう。旅行する夢、はるか昔の出来事の夢を見たりします。つまりそこには焦がれ、さらなるものへの憧れ、家族への思いよりもっと強い切望があるのです。

2. Achillea millefolium――Yarrow（ミルフォリューム／セイヨウノコギリソウ）

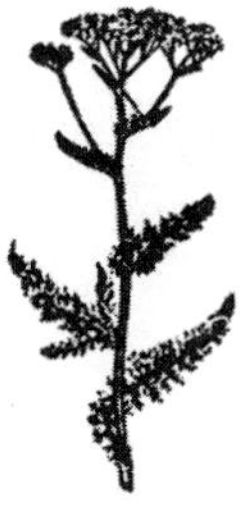
Yarrow　Achillea millefolium

洞穴で発見された２番目の花粉はセイヨウノコギリソウ(Yarrow) のものでしたが、これもまたキク科に属する植物です。私たちのマテリア・メディカの中では、ミルフォリューム(Millefolium) と記されています。この植物は世界中の至る所に生育しています。強い生存力と順応性を持ち、そのたくましい生命力で知られる植物で、言葉を換えて言えば執拗な雑草とも言えましょう。野生種です。

薬草としてのセイヨウノコギリソウは傷の治療薬であり、血液凝固、抗出血の効果を持ち、アレルギーや打撲の症状を和らげ、関節炎で生じる尿酸排除の働きを持つとともに、泌尿器系の疾患によく効きます。セイヨウノコギリソウの茎は、もともと『易経』に使われていました。その組織は、トクサのように植物性シリカの大細胞で構成されています。

ホメオパシー的には、出血への主要レメディーで、特に子宮からの出血に優れた効果を持ちますが、その他、打撲による出血から、傷、鼻血、喀血（痰）、痔出血そして血便に至るまで、あらゆる部位からの出血に効果があります。熱で脈拍が加速され、悪寒が生じ、手足のほてりがみられます。このレメディーは乳頭痛の緩和に用いられてきました。私たちの賢い古代の母が、もし出産の準備のためにこれらの薬草を採取したのであれば、その選択は賢く、彼女の助産術は周到に考え抜かれたものだったでしょう。

ホメオパシーの書物の中でも、とりわけ私の好きな一節は、ドロシー・シェパードの『A Physician's Posy（癒し手の花束）』の中のセイヨウノコギリソウの章です。私はこの章を何度も繰り返し読んでいますが、読むたびごとにますます好きになります。ここに、この本を強く薦める次第であります。

3. Althæa rosea—Hollyhock（タチアオイ）

タチアオイ（Hollyhock——Althæa rosea）は通常、女神のバラと呼

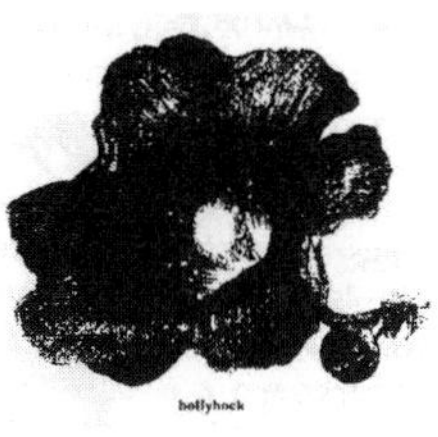

ばれます。すらりと伸びた茎に咲くこの美しいピンクの花は、地中海東岸とトルコのアナトリア地域（母なる大地）では至る所に自生しています。春になると、谷川沿いやロバの通る道沿いに自然に生えてきます。私にとってタチアオイは、アトリクス・ポターのイラストや手入れの行き届いたイギリス風のハーブガーデンでなじんでいた花で、それが自生しているのを見るのはとても不思議な感じがします。

クルディスタンからそう遠くないギリシャの島では、高齢の女性たちによってタチアオイが使用されていたことを、私は確信しています。かつて私はレスボス島にあるエレソスの村で、高齢のパン屋の女主人の成人した娘を治療したことがありました。それに対するお礼として、彼女は毎日焼きたての温かいパンを持ってきてくれました。彼女はまた、私が薬草に興味を持っていることを知っていたため、薬草の知識をいくつか私に伝授してくれました。手元にあったたくさんの薬草の中から彼女が私に手渡してくれたのは、乾燥したタチアオイでした。これが喉の痛み、歯痛、炎症を癒すことを彼女は教えてくれたのです。私は、これが貧しい人のアスピリンとして使用されていることを確か何かの書物で読んだ記憶があります。

タチアオイは乾燥すると深い青色に変色するため、毛織物の染色に使用されています。今では、これらの毛織物を編んだり織ったりしているのは高齢の女性だけとなりました。若い女性のほとんどは、年老いた母たちのこうした技術に背を向けてしまい、羊毛は野原に放置されたままになっています。

１８４８年、ある一人の英国人婦人科医が、インドの女性たちがタチアオイの根を出産誘発のためのペッサリーとして使用するのを、批判的な態度で見ていました（Miles：253）。

伝統的薬草学においては、タチアオイは流産を防ぐ効果を持つことで知られ、植物学者のカルペパーは、この薬草が破裂を防ぎ、蠕虫を殺し、膀胱炎を緩和すると述べています。この薬草は、ヨーロッパでは19世紀の終わりに真菌によってほとんど絶滅してしまいました。今日では、その栽培品種がコテージの庭やバーブガーデンに優美さを添えています。西洋の薬草学においての需要は減少しています。

4. Ephedra vulgaris ―― Desert tea（デザートティー）

Ephedra vulgarisは、トクサの親戚で、北米インディアンたちがデザートティーと呼んでいる植物です。利尿薬、強壮薬としての効果を持つとともに、アドレナリンと類似した交感神経刺激薬としての働きを持ち、血液浄化薬そして解熱薬としての効果もあります。これとよく似た働きを持つ植物としては、中国で熱と頭痛に使用されているがあります。この薬草はエフェドリンアルカロイドを含み、風邪の頭痛と花粉症に用いられます。

ホメオパシー的には強心薬であり、残尿放出と活力薬としての働きを持ちます。症状の特徴として、体全体を後方に引っ張る感じの独特な首の凝りが挙げられます。現状では、このレメディーのプルービングは十分になされていません。

5. Centaurea solstitial——St. Barnaby's Thistle（セントバーナビーズシスル）

この植物は、セントバーナビーズシスルまたはイエロースターシスルとして知られ、ヤグルマソウと同じ科に属します。私たちの持つレメディーでこれに最も近いのは、サントリソウ（Centaurea benedicta）からつくられたCnicus benedictusでしょうが、これはアーニカ（Arnica）やベリスペレニス（Bellis-perennis）と同様にキク科に属します。オオアザミまたはホーリーシスルのことです。南欧では自生していますが、他の地域でも栽培されていて、しばしば北アメリカでも見かけることがあります。この薬草もまた、傷や熱、そして肝臓と胆嚢の疾患の治療に用いられています。

ホメオパシー的には、レメディーの症状像として大きな不安が挙げられ、わずかな物音にもおびえます。正午から夕方にかけて鳥肌を伴う発熱があり、恐怖のために冷や汗が出ます。熱と咳により嚥下が困難で、血管にずきずきと刺すような痛みがみられたりします。

これは、リウマチ、発熱、静脈瘤、肝臓疾患などの症状を持つレメディー、カーディアスマリアナス（Carduus-marianus）と同類であり、またブライオニア（Bryonia）とも関連性を持ちます。

他の類似するレメディーとしてセントーレアタガナ（Centaurea-tagana）がありますが、そのレメディー像は、ホームシック、膣の乾燥、尿路感染、悪寒と内部熱を伴う発汗、精神錯乱を伴う放心です。夜と朝、そして運動によって悪化。体力の急激な減退を伴う衰弱と、快楽的な夢が挙げられ、ブライオニアとの類似性を持ちます。

6. Muscari atlanticum / racemosum —— Grape hyacinth（ムスカリ）

ホメオパシーにおけるこの植物に関する記述を見つけることはできませんでしたが、薬草的には、刺激特性を持つ利尿薬です。球根は強壮薬や発汗（汗を促進する）薬としての作用を持つサポニンを含み、浄化薬としても用いることができます。

メッセージ

この考古学的発見は全く驚くべきもので、古代の人々が、どれほど周囲の環境と調和しながら生活していたかを私たちに伝えてくれます。彼らはいわゆる「原始的」な道具しか持たなかったために、文化を持たない存在として——少なくとも、未発達な人種として——認識されてきました。リチャード・リーキーは、その著書『The Origins of Humankind（人類の起源）』（1994）の中で次のように述べています。

考古学的記録の中に私たちが認識したいのは、
そこから連綿といまだに現代人の心にともり続けている、
ある種のメッセージである。

これほどまでに古い洞穴遺跡に、このような薬草の花粉が発見されたことは、私には、現代人の心を揺り動かすほどの衝撃的な事実に思えます。それは古代の石器や工芸品についてのメッセージではなく、女性によって伝承され、それによってお互いを癒していた知識についてのメッセージであり、彼女たちの植物についての洗練された知識によって生命が維持されてきたというメッセージであるからです。その声がわかる人たちに向かって、それは大きく叫んでいるのです。

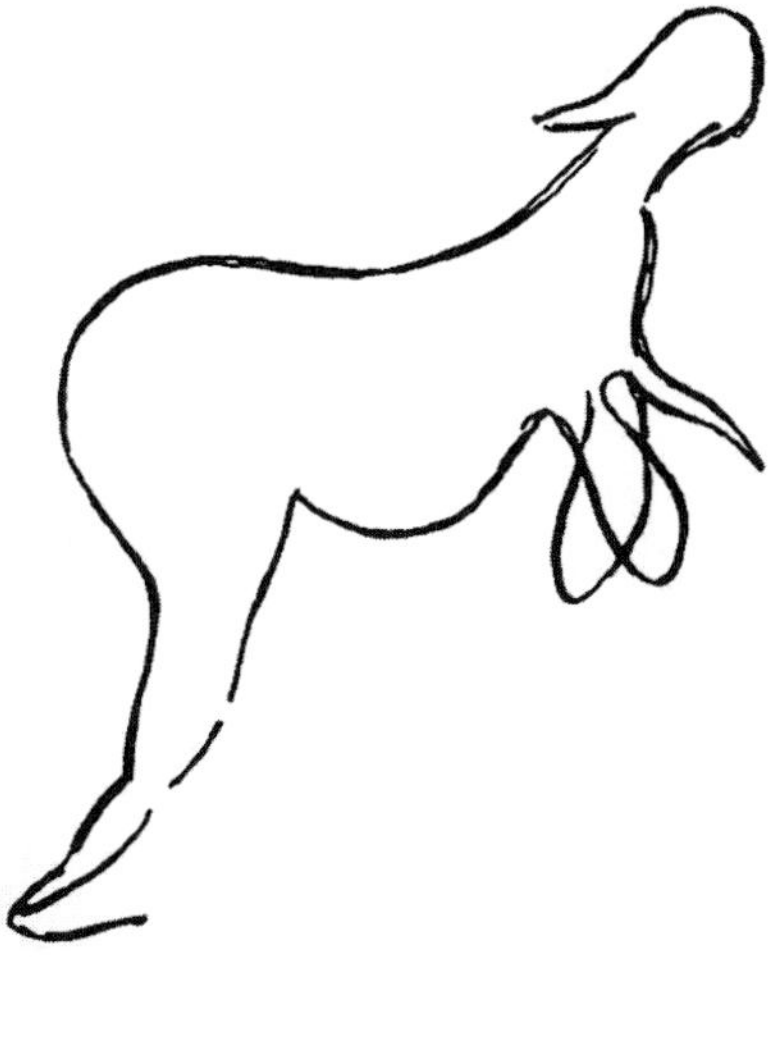

第2章

女神から魔女へ

私は、自分が欧米の白人としての立場から、中東や古いヨーロッパの文化について多くを語っていることを自覚しています。そもそも、物事がどこで最初に始まったかを正確に知る人は誰もいないのです。一部の人たちはそれはアフリカであると言い、他の人はオーストラリアであると言い、ある人たちはアメリカだと主張します。しかしながら、私たちを現在の破滅的な状態へと導いた原因をたどると、それはヨーロッパ文化であり、私たちが大地に基盤を持つ神学から離れてしまったこと、そして父権的宗教および文化の出現であります。高齢の女性を侮蔑し、影響力の強い女性の名誉を汚してきたのは、主にヨーロッパ／北方の文化であり、他の文化もこの概念に汚染されてしまいました。

賢い聖職者としての女性

はるか昔、女神が最高神として仰がれ、すべての女性が聖なる存在として敬われていた時代がありました。それはもはや私たちの記憶の及ばない遠い彼方にあるのではなく、私たちは今、それをどんどん思い出し始めています。高齢の賢い女性たちは、物事がどのように出現し、消失していくかを観察し、それを見守り続けました。植物を採集し、自然がなせる魔法を目撃し、物事のサイクルを学んだのは女性たちだったのです。彼女たちは誕生と死の奇跡を見守り続け、やがて自然の背後に潜む霊というものの探求を始めるようになったのです。そして、偉大なる女神の存在を知り始めたのです。

時の経過とともに、この女神は誕生と再生の異なる側面をつかさどる存在として、さまざまな名前で呼ばれるようになりました。彼女は生命の源であり、生命を生み出すものであり、月と星のサイクルそのものでありました。彼女こそ雨と風の奇跡をつかさどる存在であり、太陽の暖かさでありました。彼女は生命の維持者でありました。そして、彼女自身の体から植物を生み出し、それらが花を咲かせ、果実や種子を生み出すまで成長を見守ったのです。彼女は花であり、果実であり、種子でありました。

彼女は、臨終の床にある者をその手に抱きとりました。死にゆく者と死にゆく季節を自分の子宮に取り戻しました。彼女は消えゆく草であり、消えゆく月であり、冬や夜の消え入りそうな太陽そのものだったのです。

女性はこの女神を体内に宿していました。女性は女神の肉体的顕現であり、月のサイクルを内包する存在でした。女性はすべてを含む存在だったのです。女性が持つサイクルと性的特質は、生命力の発露であり、女神への神聖な憧れだったのです。

彼女たちは薬草を採集し、味わい、検証しました。高齢の賢い女性たちは、自分の周りのすべての存在とのつながりに気づきをもたらしてくれる聖なる植物について学びました。植物に宿る精霊たちが、自らの聖なる知識を彼女たちに伝授してくれたのです。彼女たちは、周りの植物から知識を授かる方法に気づき始めました。「Utygan」と呼ばれる初期の賢い女性たちにとって、これらの植物が聖なる道具となったのです。私たちはホメオパシーのプルービングから、特定の植物が私たちに動物や蛇そして鳥の夢をもたらすことを知っています。自分自身の未来の夢を見たり、声を聞いたりしますが、これは内奥の知恵がこういった形で私たちに語りかけているのです。

ヒヨス、チョウセンアサガオ、その他の植物が、意識を高めるために使用されていた事実は私たちの知るところです。神聖な場所においては、精神状態を変容させる植物が用いられました（エジプトにおける大麻）。私たちはまた、民族生物学者や先住民たちが、宗教的目的で精神作用のある植物を使用することを知っています。

南アメリカで使用されている植物の一種は、動物が現れ、その人をのみ込んでしまう幻覚症状を起こします。のみ込まれた人はその動物になってしまい、その動物から学びを得るのです。他にも蛇の幻覚をもたらす植物としてアヤワスカが存在しますが、これらの蛇たちは巨大でさまざまな色をしています。こうした蛇たちは、人々になぜ彼ら自身、または他の誰かが病気になったのかその理由を説き、回復するための方法を伝えます。こういった経験を得た後、透視能力を得る人もいるようです。「スネークバイン」やアサガオは、いまだに南アメリカで使用されている植物です。

蛇とらせん形

女神を象徴する最古のシンボルは、らせんの文様であり、それは季節の変遷、誕生、死そして再生の循環を表現していました。現代では、生命の暗号としてDNAの中にらせんを見ることができますが、全く驚異的なことです。蛇は上昇する生命エネルギーのシンボルとして用いられました。蛇は水中で誕生し、大地（母の子宮）で生育します。そして、脱皮をすることによって自らを再生させます。これは変容の比喩であります。思春期における幼少期からの脱皮、更年期における繁殖期からの脱皮、死におけるこの無常の世からの脱皮。

蛇の女神のイメージは、至る所で発見されてきました。古代の土器や神聖な洞穴の中には、そのモチーフが極めて多く見られます。蛇は聖なる神殿に保管され、その毒液は、儀式で神託を告げる女性によって使用されていたと考えられています。

古代ギリシャの中心的神託所であったデルフォイ（子宮という意味）

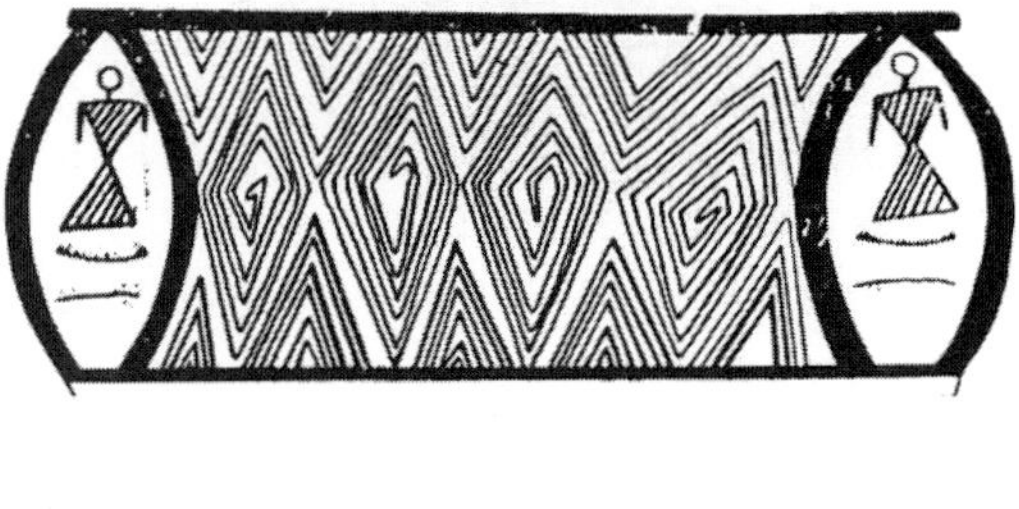

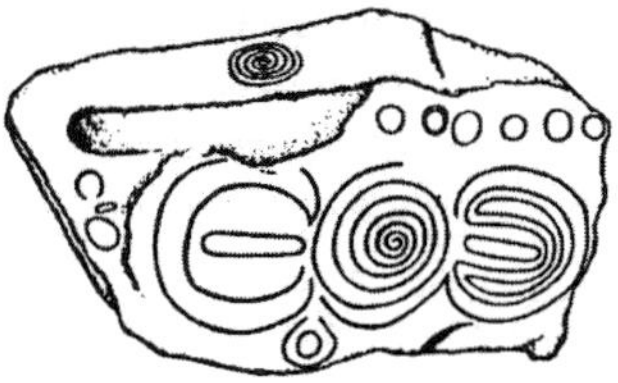

には、ニシキヘビが保管されていました。これらのニシキヘビは、オムパロスの石の周りに、または母である女神の臍の周囲にとぐろを巻いていたと伝えられています。これらは子宮に生息する蛇で、女神の秘密の言葉をささやいたと言われます。

ところで、デルフォイの神託は次のように告げています：「病をつくり出すものこそが病を癒すであろう」

時の経過とともに状況も変化しました。男性がこれらの役割を継承するようになったのです。新しい宗教、信仰、生活様式が確立され、賢い女性と女神の役割を奪い去ってしまいました。女性の文化は分裂しましたが、それを破壊し、この慈愛に満ちた女神と自然の循環に基づいた神学を葬り去るための企てと団結した強力な力の働きかけがあったのも、事実であります。

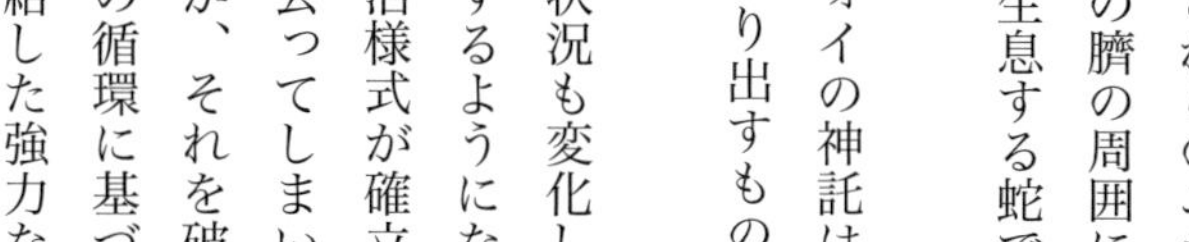

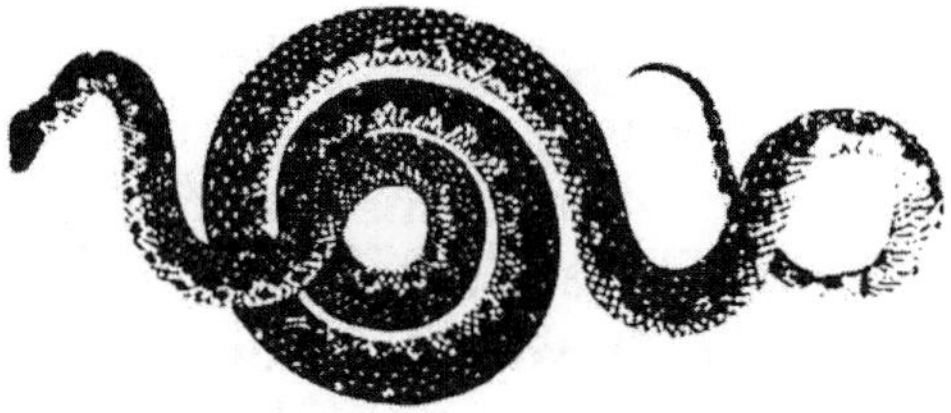

蛇や大蛇を退治して殺してしまう伝説は驚くほどたくさんありますが、その目的は、この古代の宗教を抹殺してしまうことにあります。聖パトリック（パトリック＝父の意味）は、アイルランドの蛇を殺戮しました。バビロンではジラメッシュが蛇の女神であるティアマトを殺害しています。リリスは多くの場合、女性の頭部を持つ蛇として描かれますが、アダムから服従を要求されたとき、庭から逃げ出しました。また、ポセイドンはメデューサから海を奪い去りました。聖ジョージと聖ミカエルは両者とも、大蛇の殺戮者でありました。彼らは、女性の生命力と、それが持つ蛇のエネルギーを封じ込め、絞殺しようとしたのです。聖なる蛇と聖なる女性は、生命力の守護者であります。

ヨーガの伝統では、この上昇する女性のエネルギーはクンダリーニと呼ばれます。これが脊柱に沿って上昇し、身体のエネルギーセンターであるチャクラへエネルギーを補充します。このエネルギーの流れがブロックされたとき、疾患が生じるわけです。スルククヘビからつくられたホメオパシーのレメディーが、このことを明瞭に証明しています。これは、抑圧されたクンダリーニエネルギーのレメディーです。竜や大蛇や蛇と同様に、女性のエネルギーは抑圧されてきました。このレメディーは更年期における究極のレメディーと言われていますが、それは、更年期においては、どのようなエネルギーでもその放出が抑圧されると、症状が悪化するからです。

Lachesis（ラカシス）――ブッシュマスター

ブッシュマスターはスルククとも呼ばれ、クサリヘビ科に属しますが、その毒液はヘリングによりプルービングされています。ブッシュマスターは極めて危険な蛇です。決して逃げ出すことがなく、常に攻撃を仕掛けてきます。それに加え、非常に長い攻撃可能距離を持ちます。じっと獲物を待ち伏せしますが、警戒心が強いうえ、注意深く、舌の上にある特別な器官で空気の気配を感じとります。これはヤコブソン器官と呼ばれ、あらゆるトカゲや蛇に見られますが、ブッシュマスターは顔面に鼻孔よ

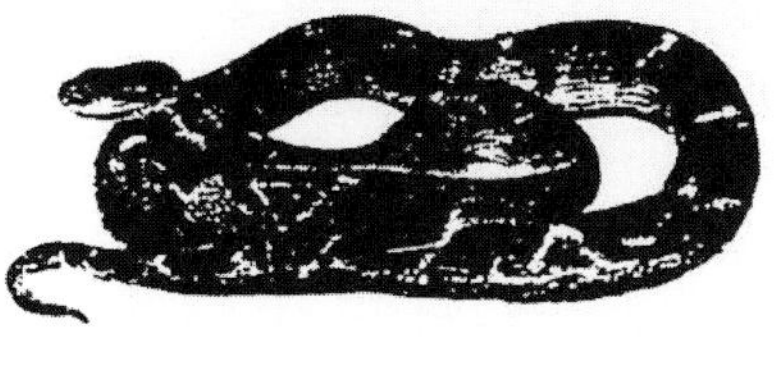

り大きい穴を持ちますが、この穴は皮膜で覆われています。これによって、近くにいる哺乳類の心音を察知します。すなわち、この蛇は2つの感覚を余分に持つわけですが、ラカシスの要素を持つ人々もまた同様で、彼らはあたかも7つの感覚を持っているように見えます。

基調：内圧を伴う激しさ

ラカシスは強烈な瞬時的内圧を持ちます。それはまるで、生命力の噴出が並外れて強く、それを阻止しようとする内部の力（ブロック）もまた並外れて強いかのようです。この内面の駆動力には極めて大きな潜在力が秘められていますが、行き場所がありません。蛇や大蛇を殺戮しようとする社会においては、激しい女性、熱狂的な女性、神聖な女性は危険にさらされていると言えましょう。女性の最高の資質をあざ笑い、軽蔑し、罵倒する倫理観によって、彼女たちの情熱は抑圧され、刈り込まれ、成形されます：それはすなわち、彼女たちの神聖さ、寛大さ、そして創造力そのものであります。このレメディーは、このような私たちの葛藤についての気づきをもたらしてくれます。それは自分とって必要なもの、願望そして可能性を譲り渡さないための絶え間ない闘いであります。

親和性

心臓
喉
精神
血液循環
卵巣
神経：皮膚、血管運動、迷走神経、および交感神経

特徴

あらゆるレベルでの狭窄感とそれを放出する必要性を感じる
症状は左から右へ移動する
>排出

＜抑圧された排出
＜睡眠後
＜左側を下に横たわる
中毒になりやすい
＜熱　＜太陽　＜光　＜春
＜衣類との接触
＜軽い接触〜軽い圧迫
＞強い圧迫
＞野外　＞げっぷ
（注意：＞は好転、＜は悪化を示す）

欲求：安全でいること、愛すること、性的であること、精神的であること
これが欲求不満をもたらし、アルコール（愛）、カキ（性欲）、ジャガイモ（大地の食物）への渇望となる。
　正常な食欲は歪められ、満足することがない。

拒食症と過食症が交互に起きることがある。
食後すぐに、さいなむような空腹感が戻ってくる。
強烈な内圧と過剰刺激——まるで煮立っている鍋のような。
情熱的で、テンションが高い。
心拍、動悸
紫色～青色、細胞組織の腐敗、敗血症
多弁——言葉に敏感、口よりも思いが先走る
（どもり）
嫉妬深く、猜疑心が強く、おびえている。

多弁

ラカシスは、傷つけることに関して極めて的確な鋭敏さを持ち、こうした悪意が言葉の形で放たれることがあります。ラカシスタイプの人は、しばしばホメオパスの間で冗談の種となる

のですが、こういったユーモアはここでは不適切であるように思われます。多弁という言葉には、多くの批判的意味が込められています。それから連想されるのはゴシップであり、おしゃべり、うわさ話、口の軽い人などです。こういった言葉は相手の品位をおとしめるものであり、私たちがクライアントを考察するにあたって決して用いられるべきではありません。それに加えて、こうした態度をとれば、実際、ラカシスの人々の言葉の使い方の背後に潜む激しさには、決して近づくことができなくなってしまうでしょう。この誤解は、おそらくラカシスが伝統的に女性のレメディーとみなされていたことと、私たちの住む社会が性差別主義的であることが原因であると思われます。女性が多くを話すと、たわ言またはくだらないおしゃべりと言われます。男性が多くを語るときには、進行中の対話とか議論と呼ばれます。ラカシスの人々が絶えず話し続けるのは、おそらく、相手の注目をつなぎ止めるため、つまり、つながりを維持する手段として――だと思われます。彼女たちは、話すことをやめると関係が崩れてしまい、見捨てられてしまうと恐れているのかもしれません。人々は、これを恐怖と欲求不満の中で培われた一種の妨害術と呼ぶかもしれませんが、女性はその知恵と創造力が抑圧されたとき、苦しむのです。

排出による緩和

一方でこういった口からの流出は、彼女たちの脳裏をかけめぐる種々さまざまな思いの放出となっているとも言えます。ラカシスの人たちは、排出によって好転します。そして言葉での排出は、内面のプレッシャーをある程度解放します。彼女たちは大量の悪意のある言葉を吐き出すことによって、舌で他人を懲らしめることができます。「毒のある辛辣な言葉」――まるで蛇そのもののようです。その反面、素晴らしい演説者としての素質を持ち、言葉を巧みに操ることで人々に大きな感動を与え、興奮させ、動かす力を持っています。

感受性

極めて鋭敏な洞察力を持ち、敏感で傷つきやすい人たちです。

ラカシスの人は極度に敏感で、それが調和しているときには透視力と直観力が研ぎ澄まされ、他人のオーラを感じることができます。一方、こうした敏感さがバランスを崩してしまうと、深刻な痛みをもたらしてしまいます。他人が感じないことによっても激しく影響を受けたりします。ラカシスの人は想像を超える強い感受性を持ちますが、めったに自分の本当の気持ちを表現することができません。あまりに洞察力が鋭いために、裏切りが起きる前にその気配を感じとってしまいます。単に裏切りの可能性を知っただけで憤慨します。彼女たちの苦しみの歴史が、疑惑によって身を守ることを学ばせたのです。

強い警戒心

ラカシスの人たちは、どのようなときでも傷つくことや痛みを恐れ、絶えず用心深く、常に物事を警戒し、自分を防衛しています。再び傷つかないために、いついかなるときでも自分を守らなければならないのです。その痛みは強烈です。頭の中では理性的に振る舞いたいと思っていても、過去の傷がそうはさせてくれません。彼女たちの思いは刺すように鋭く、その矛先を向けられた敵対者もまた自己防衛するしか選択の余地がなくなってしまいます。というわけで、両者ともに防御と攻撃を繰り返し、らちがあきません。未解決の痛みが、突き上げられるように、警戒心と防御と報復とともに、繰り返し戻ってきます。結局、何も解決しません——なぜなら、このような防御は癒しではなく敵意だけを生み出すからです。

嫉妬

嫉妬（Jealousy）という言葉は、もともとギリシャ語の「Zealot」から派生したものです。そして、これはラカシスの状態にある人々にぴったりと当てはまります。ラカシスの人は、自分自身を特定の個人に帰属させるように、自己を特定の信念や宗教的信仰に帰属させることができます。レパートリーでは「宗教的執着」の項に含まれますが、これは彼女たちの精神的葛藤を反映しています（この項には、あらゆる種類の強い信仰や信念が含まれます）。

彼女たちは常に、この内奥の抑圧された感情という大きなプレッシャーの解放を探し求めています。絶えず自分の中に不動のものを確立しようと試みます。近接未来のことはコントロールできないと思い、それが自己を破滅へと駆り立てるのです。自分の周囲の人々を完全に枯渇させてしまったりします。

失恋による落胆から、強い執着を形成するようになります。

性的渇望もまた強烈な課題であり、すべてのことに対して熱狂的になります。こういった人たちには解放が必要となります。表面的には、道徳心が高く非難する態度をとりますが、自分自身や他人に対し高い期待を抱きます。

おびえ

このレメディーが持つ重要な側面の一つに、見放されること、見捨てられることが挙げられます。あらゆる意味で、見捨てられることに敏感で、極めて防御的になります。毒殺されることにおびえ、水におびえ、窒息することにおびえます。おびえやすく、恐怖から病気になったりします。

臨床

更年期：ほてりと顔面紅潮、パニックに陥りやすい、動悸、凝り。

月経前：怒りっぽい、逆上、悪意に満ちた態度（すべての症状は月経で好転）。

子宮の痛み、卵巣、緑色を帯びた分泌物。子宮頸部が開く感覚。

多発性硬化症、分泌腺の腫脹、呼吸困難（横になると悪化）、リウマチ熱、敗血症様の喉、扁桃の腫脹、ジフテリア、唾液の嚥下で悪化、固い食物をとると好転、刺創、毒物による傷、捻挫。出血しやすく、青あざができやすい。

中毒：アルコール、コーヒー（セックス、人間関係によって好転）。

体全体の症状や基調は軽い接触や軽い圧迫で悪化するが、強い圧迫で好転。これは強いプレッシャーが親密な人間関係においてさまざまな問題を引き起こすからであって、なぜこれが好転をもたらすかというと、それはおそらく軽い接触が彼女たちに今までに受けたことのない、またはかつて受けたことがあってもすぐ奪い去られてしまった優しさを喚起するからだと思われます。彼女たちは強い圧迫からのみ満足を得ることができるのであって、ゆえに荒々しい情熱を必要とします。一方で、彼女たちのむしばまれた倫理意識がこういった感情を恥ずかしいと感じさせてしまいます。ラカシスの人たちは極めて道徳心が高く自分自身に厳しいのですが、これとは裏腹に、肉体的そして感情的には全く異なることを求めています。

依存

自分の大きな要求はいつまでたっても決して満たされないように感じ、そのため、他人や物質に偏執的に執着し始めます。逃げ道をつくり——アルコール、セックス、人間関係など——それに依存するようになります。

孤立感

ラカシスの孤立感は深刻です。それは、ネイチュミュア（Nat-mur.）のような閉じ込められた感情とは違い、むしろ、自分たちの必要性によって生じた孤立感と言えましょう。彼女たちは、保障と安全の感覚を取り戻そうと挑戦し続けます。自分たちが切り離される以前の時間を探し求めるあまり、すべてを吸い取ってしまい、周りの人たちを枯渇させ、結局、自分たちもむなしさの中に放置されてしまいますが、その一方で、実際には、彼女たちの内部は自分自身のエネルギー、そして人々から吸い取ったエネルギーで充満し、煌々と燃え上がっているのです。この真空の中での彼女たちの孤独感は深く、常に「私のこと愛してるって本当？　ねえ、本当に私のこと愛してる？」と言い続けることで、自分自身を保っているのです。

この孤立感が彼女たちの脆弱さを増大させ、結局、堂々巡りしてしまいます。あまりに失望感が深く、自分が切り離される前の落ち着いた平穏さを再現することができなくなっています。裏切りに対して極度におびえているため、自己保存にすぎない他人の行為を欺瞞としてかぎとるだけでなく、自分自身にもこういった行為を許そうとしません。

ラカシスは、破壊された女性の精神性、そして更年期は女性としての終焉であると教え込まれた女性の比喩であります。彼女たちのエネルギーは、完成に至る前に断ち切られているのです。

教師としての年長の女性

ヒラリー・ロドハム・クリントンが最近出版した本に、『It Takes a Village To Raise A Child（一人の子供を育てるには村全体の協力が必要）』というのがあります。子供たちは私たちの重要な資源です。子供たちは私たちの未来であり、その成長を支援するには、地域社会全体の協力と膨大な量の知識が求められます。年長の女性は、子供の養育に不可欠な役割を果たしてきました。

年長の女性が尊敬されていた証拠として、初期の女神のイメージの多くが老婦や老婆の姿として描かれていることが挙げられますが、これらはいまだ実際に見ることができます。

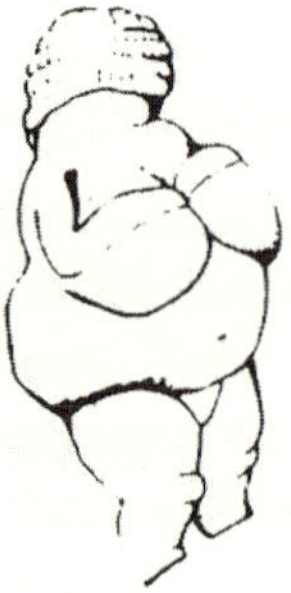

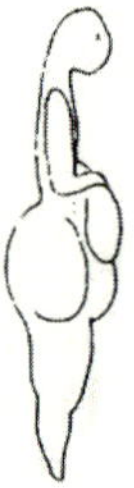

右に紹介してあるのが、最古の女神のイメージの一つです。

当初は男性考古学者によって、妊娠している多産の女神と考えられていました。しかしながら、見識のある人であれば、この女性が子供を産む年齢をはるかに超えていることがわかるはずです。これは中年または老年の女性の姿です。ここにもう一つのイメージを紹介しましょう。

この地球上に繁栄した文明の中には、女性が崇拝されていた古代文明が存在します。最初の農学者は女性であり、彼女たちが家族や一族の生命を維持するために食物をつくり始めたのです。女性は一族の母であり、ヒーラーであり、シャーマンであり、祭司でありました。

これらの女神の像は、古いヨーロッパの後期石器時代（旧石器時代）のものです。その足跡をたどると、現在わかっているだけでも、創造の源は女性であった証拠が残っています。私はここで歴史をこと細かに説明するつもりは毛頭なく、女性が崇拝されていた時代が存在したことを明確にしたいだけです。それは、女性が女性としての任務を統括していた時代でした。私たちの知識が尊ばれ、私たちの持つサイクルが神聖とみなされ、私たちの経験する人生の一節が祝福された時代でした。偉大なる母神は、何千年もの長い間にわたって崇拝され続けたのです。古いヨーロッパにおいては、１５００年以上にわたって繁栄し続けた文明が存在します。この重要な証拠が、ジェイムズ・メラートとマリジャ・ジムタスによって発掘されたアナトリアのチャタル・ヒュユクと呼ばれる遺跡発掘現場から発見されています。

ここには、高度に発達した芸術的技術を持つ文明が存在しました。そこでは奴隷制度がなく、戦争も存在せず、武器はつくられず、銃眼付き胸壁がつくられることもなく、女性と男性が平等に暮らしていました。純粋なユートピアというわけでありませんが、人々は調和の中で暮らしていたと思われます。彼らの平均労働時間はおよそ週15時間ぐらいだったので、自分で何か他のものをつくり出す時間がありました。かご編みや衣類に使われた手の込んだ文様は数学の概念をもたらしました。時の始まりから蓄積されてきた知識を教え、そして伝えるための時間的余裕があったのです。教師の役目を務めたのは老齢の女性であり、中年の女性でありました。女性たちは生命の謎や聖なる出血の秘密を知り始めました。女性の出血こそ、彼女たちの聖なる存在の証しとなったのでした。それは英知の傷口でありました。そして、彼女たちがその英知の血を体内に保ち続けたときに、新しい生命がもたらされたのです。年を重ねた女性はその英知の血を体内に保ち続け、知恵の助言者、ヒーラー、知る人、シャーマン（utygan）として活躍したのです。

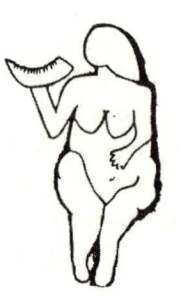

ここに、かなり初期の女神のイメージを紹介しましょう。彼女は中年期にあることがわかると思います。その乳房は張りを失い、垂れ下がり、腹部には年齢を表す斑が見られます。これは、南フランスの小洞窟の入り口で発見されたものです。彼女は片手に13

の刻み目のついた三日月形のホルンを持っていますが、これは陰暦の13か月を表しています。もう片方の手で、自分の外陰部を指しています。私は、これを、年長の女性が若い女性に女性の神秘を教えるための学校だったのではないかと思います。

初期の農業団体においては、女性が自分自身と家族のために食物をつくっていました。後にこの作業を引き継いだ男性中心の文明では、必要とされる以上の食物がつくられたため、土地そのものが商品となってしまい、警護が必要となりました。物品の蓄えが財産を意味するようになり、防衛が必要となり、まもなくこの任務のために戦士たちが必要となったのでした。女性は戦争で戦うための兵士を生み、育てるための、そして取引のための品物をつくるための便利な存在となってしまいました。これが、女性の奴隷化の始まりでした。

そのうちに、母なる大地の腹部から金属が採掘されるようになり、金属の道具と戦争のための武器がつくられるようになりました。

その後まもなく、男性の医師たちによって「治療」は、いわゆる彼らが「精密科学」と呼ぶものに仕立て上げられたのです。医学はその実践を排他的で男性中心的なものとし始めました。彼らは、他の治療家たちが決して彼らと同等の力を持つことができないように法律を制定しました。こうして女性の肉体は、父なる医師と父なる司祭の所有物となり果て、自分たちが本来持っていたリズム、潮流、大地とのつながりを忘れ始めました。父なる創造の神々が崇拝され、女神の寛大さと知恵は寸断されてしまいました。しかしながら、女神が粉砕された後も、女性はヒーラーであり続け、女神の神聖さを保ち続けたのです。

アテネのアグノディスは、命懸けで医学を実践しました。当時は女性が医学を実践したり学ぶことは禁止されていて、罰則として死刑が課されました。彼女は、医学を学ぶために男性に変装してアレキサンドリアまで行きました。アテネでは多くの女性が男性の医師による治療を拒否し、そのために無用に死んでいくのを彼女は知っていたのです。地元の女性たちが彼女の秘密を知るようになると、たちまち多くの女性が彼女の元へ押し寄せました。

結局、嫉妬深い男性の同僚に秘密を暴露され、死刑を宣告されてしまいました。これを知った彼女の女性患者たちが裁判所に向かって行進し、彼女の釈放を求め、集団自殺をすると脅かしました。ついに彼女は釈放され、その後しばらくの間、女性による治療が許されていました（女性と子供に対してのみ）。

アリストテレス、ヘロドトス、テオフラストス、その他の学者たちが薬草およびその成分の分類と特徴の定義づけを始めました。そして医学は、その実践を男性だけに限定したのです。

一方で、異端とされながらも、女性のヒーラー、助産婦、神聖な女性、予言者たちによる治療が実践され続けました。そして、男性治療師たちと神父たちが、これらの女性たちを抹殺し始めたのです。

紀元415年：アレキサンドリアの女性数学者、哲学者、詩人であったヒュパテイアは修道士の一団に襲われ、殺害されました。修道士たちは彼女を自分たちの教会へ引きずり込み、カキの殻を使って生皮をはぎ、手足を切断したのです！（Leon：99）

4世紀には、ローマ法王とカトリック教会が、輪廻の思想を禁止しました。

6世紀：西アジアとヨーロッパに残されていた最後の女神の神殿がことごとく破壊されました。

それにもかかわらず、古代の宗教は、特に地方において、粘り強く生き残ったのです。

1102年：司教法令集が発行されました。この法令集によって、異教の女神とともに夜中に馬を乗り回すという信仰を持っていた女性たちが刑に処されましたが、著者によると、この女神はダイアナであったと思われます。

法令は厳しさを増し、あげくの果ては、人間が動物に変容するという信仰を持つ人々まで処

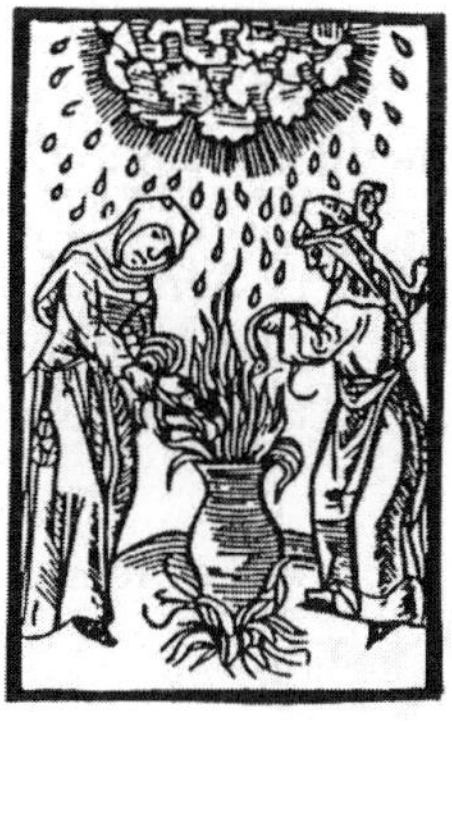

罰するというお門違いの判決までなされました（Keickhefer：38）。

しばらくして、ドルイド／ドリュアス、そして隔離された女性修道士の団体の慣習等の古い伝統の中から、女子修道会が誕生しました。その女子修道会の活動は、千年近くにわたって女性のための学びの場を提供するとともに、知識と医術の源であり続けたのです。

１０９８－１１７９：ヒルデガルト・フォン・ビンゲンは恵まれた特権階級出身の女性で、こうした女子修道会で力を持っていた大修道院長の一人でありました。彼女は音楽家であり、神秘論者であり、また科学者でもあり、晩年には幻視体験から得た治癒の知識を多くの女性に伝えました。疾患への彼女のレメディーは、しばしば魔術的なものでした。

彼女は何百種類にも及ぶ薬用植物を分類し、その特徴を記録しました。

医学の歴史において、治療にホルモンを使用したのは彼女が最初であり、「性的には成熟していながら、いまだ処女の状態にある子牛」から摘出した子宮を、不妊症の女性に食べさせたりしました。彼女は、神と人間との関係、そして肉体と精神の不可分性に焦点を絞った理論を発達させたのです（Brooke：61）。

この女子修道会の活動が終わりを告げたとき、教育を受けた女性、そして学問のある女性たちが培った蓄積もまた消滅したのでした。しかしながら、女性たちは自分たちの持つ知識を互いに伝え合うために、あらゆる逆風に向かって闘い続けました。

魔術は技能であり、古代においての精神修養の鍛錬でした。この習得には多くの学びと優れた記憶力が求められ、宗教、化学、錬金術、植物学、天文学、自然科学、薬学等の広範囲にわたる知識が組み込まれていました。彼女たちが持っていた薬草と毒物の知識は、例えば最も有能な開業医のそれをもしのぐものだったと思われます（Miles：135）。

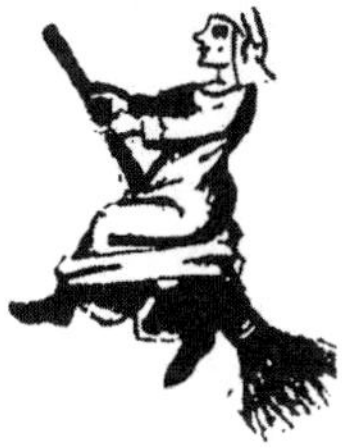

14世紀と15世紀に行われた宗教裁判は、女神／大地に根づく信仰の最後の生き残りを一掃し、女性の力を弱体化することを目的としていました。女性の治療師たちは火あぶりの刑に処され、大地信仰は悪魔崇拝と定義づけられ、女性は魔女と呼ばれました。

修道女たちが魔法を使って盗みを働いたと、修道士たちが彼女たちを告発したことも少なくありませんでした。修道士たちは、彼女らが魔法を使って家畜を病気にしたと主張しました。彼らは、このような組織的戦略を用いて、権力を持っていた女子修道院を次から次へと攻撃したのです。

イタリアにおけるごく少数派の裁判においては、告訴の趣旨が魔術なのか、または典型的な悪魔崇拝なのか識別できない例がありました。例えば、ミラノのある女性は、１３８４年に開かれた宗教裁判に連行され、毎週木曜の夜にオリエンテと呼ばれる女性が開催する集会に参加したことを告白しました。

その集会にはあらゆる種類の動物が集まるが、ロバだけはキリスト受難のときに果たした役割のために排除されていること。この集会でオリエンテが彼女の信奉者たちにさまざまな指示を与え、未来の出来事を予言し、オカルト現象を現していること。その教えによると、死後、信奉者たちの魂は天界の女性の存在によって受け入れられること。この告訴された女性の供述において、おそらく最も重大と思われる部分は、彼女自身がこうした行為を罪深いこととは想像だにしなかったために、これらの出来事との関与を決して罪として認めなかったことだと思われます。この事例の詳細は現代の悪魔研究の既成概念から全く外れていて、この女性は、当時人気のあった祭り事や儀式に関与しただけではないかと推察されます。この女性が参加していた集まりは、イタリアの地方での信仰がキリスト教に改宗される以前からの生き残りであった可能性があります。とはいえ、これらの人々を意図的にそして計画的に生き延びた異教徒呼ばわりするのは、誤解を招く恐れがあります。なぜなら、牧師たちが彼女らに抱いていた明らかな疑いとは裏腹に、これらの参加者たちは自分たちをクリスチャンであると信じ込んでいたからであります。この女性が、再び不法とみなされた活動を始めたとき、明らかに悪魔崇拝の罪を犯したとして、火あぶりの刑に処されました（Keichkhefer：21）。

１３９０年：ミラノ：「ダイアナ」、「エロディアード」または「オリエンテ」に関わる集会に参加した女性は、宗教裁判で罪を問われ、処刑されたと推定されます。

１３９９年：ポルトガル：不特定多数の女性が、盗品のありかを探すために占いを用いた罪に問われ、魔女として、火あぶりの刑に処されました。

１４３１年：ジャンヌダルクの裁判。まさに窮地に立たされたとき、フランスは古い信仰様式に後戻りすることによって、国王の権力を取り戻すことができる唯一の聖なる少女を見い出すことができたのでした。イギリス軍と教会は、彼女の存在にただならぬ脅威を感じていました。彼らは、彼女を火あぶりに処し、その後、彼女を聖者として仕立て上げたのでした。

１４８７年：『魔女に与える鉄槌』が出版され、魔女狩りのために広く使われました。この悪名高き書物の一節をここに紹介しましょう：

こういった魔女たちが何をするかというと、おびただしい数が集まって、ときどき男性器を集めるのである。その数は20人そして30人にものぼり、彼女たちは次に、これらの男性器を鳥の巣に隠すか、ふた付きの箱にしまう。そして、トウモロコシや麦を食べながら、あたかも普通の人間のように動き回っているが、これはすでに多くの人々によって目撃されてきた周知の事実である。

女性はインポテンスを引き起こすとして責められ、男性を動物に変える、男性に毒を盛る、魔法の呪文を唱える、悪魔を崇拝する、魔術を偏愛する、そして嵐を呼ぶとして非難されました。魔女狩りにあった女性の数は、推定で9百万から千2百万人とされ、これらの女性たちは拷問にあい、強姦され、火あぶりの刑に処され、また絞首刑に処され、殺害されていったのです。こうした殺戮によって、女性が持っていた治療の知識のほとんどは消失してしまい、その後、女性の知識は「くだらない迷信」とか「意味のないうわさ話」と呼ばれ、あざけられました。

1493年：パラケルスス誕生。彼は魔女から知識を学びましたが、男性であったために生き延びることができ、その知識を私たちに伝承することができたのです。彼は次のように述べています。「医師であるなら、古女房、ジプシー、魔法使い、そして流浪の民を探し求め…そ

して彼らから学ぶべきである」(Wood：12)

ウッドはまた、パラケルススがロシアの草原に強く引かれていたことと、シャーマン的治療法の手ほどきを受けた可能性があることを記しています。彼はホメオパシーの魔法と私たちの古代の母たちの知恵のつながりを示してくれます。

最後の魔女が火あぶりの刑に処されたのは、1979年、スコットランドにおいてであり、ちょうどハーネマンがホメオパシー哲学を発達させているときでした。

この出来事がいまだに私たちの集合無意識の中に生き続けていることに、私は疑いを持ちません。

想像してみてください。この火あぶりの時代に女性として生きることが、どれほどすさまじいことであったかを。賢者であったこれらの女性たち何百人そして何千人もが、公衆の面前で拷問にあい、レイプされ、処刑されていったとき、彼女たちの子供たち、孫たちそして友人たちがどのような気持ちでそれを見ていたかを。何か少しでも自然発生的で、創造的で、そして普通でないものは、すべて抹殺された時代のことを。この時代の恐怖が、未来の女性のマヤズムとなってしまったことを。今日では、女性は自分自身の力におびえるようになっています。それは、火あぶりの時代から持ち越されたマヤズムであります。

Aconite（アコナイト）――ヨウシュトリカブト

この植物は遠い昔から、宗教的背景において用いられていたと思われます。トリカブトは、意識の拡大に用いられた魔法の植物でした。シャーマンたちは、毒を変質させたり、また、それがもたらす予言的メッセージを受け取る方法を知っています。セイヨウハシリドコロとともに、この植物は、魔女たちが空を飛ぶときに自分の皮膚にこすりつける処方薬と考えられていました。この薬草をプルービングした人は、透視能力者になりました。この薬草は人を空飛ぶ旅、霊妙なる世界に連れ去ります。

これはドルイド僧が用いた七種の聖なる薬草の一つで、他には、セイヨウオキナグサ、バーベナ、クローバー、ヤドリギ、ヒヨス、サクラソウがあり、これにトリカブトが含まれます。

プルタルコスは、マルクス・アントニウスの兵士たちがトリカブトの根を食し、狂乱状態になった様を描いています。この植物の持つ毒性は、魔法の女神、ヘカテからの贈り物であると信じられていました。この女神にとっては、すべての植物が神聖であります。

恐怖

ホメオパシー的に言うと、これは、今にも自分が死ぬのではないかと思わせるほどのおびえと恐怖です。安全な場所などどこにもないと思い込みます。本書のこの部分においての、完璧な教材となるでしょう。

このレメディーのキーノートは、恐怖やショックから引き起こされる病気——たとえそれが何年か後に生じた疾患であっても——です。患者は空飛ぶ妄想や、空中を移動する幻覚に見舞われます。深刻なパニック発作に襲われ、外出や暗闇を恐れるようになります。知恵の予言者になるならよいのですが、その代わりに自分が死ぬことを恐れ、自分の死期を予測する死の預言者になってしまいます。こういった人たちの賢さは、恐怖の探究に向けられてしまうのです。

熱がこのように危険な状態をもたらす場合があり、寝床での温まりすぎが恐怖状態を引き起こしたりします。こうした状況下では、肉体が絶えず昔の状態を追体験するため、自分が安全なのは一人でいるときだけだと感じたりします。

このレメディーは、更年期のつらい変化に苦しむ女性の症状を和らげてくれます。また次の症状に優れた効果をもたらします。空気飢餓感を伴うほてり、活発で熱い子宮出血、感情の揺れ、熱く乾燥し過敏な膣、目、そして大量発汗。真夜中は魔術の時間帯であるため、症状が悪化します。

患者は非常におびえ、落ち着きがなく、怒りっぽかったりします。気の休まるときがありません。汗をかきます。あらゆる症状がいきなり発症するため、突然倒れたりします。患者は広場恐怖症になることがあり、そうなると、何事も思い切って――特に夜間は――することができなくなります。突然の急性頭痛に襲われることがあります。その痛みは熱く焼けるようで、明かりと騒音で悪化します。物事が手に負えなくなってしまい、パニックに陥ると心悸亢進と動脈圧の上昇を引き起こします。

更年期の変化の過程にある女性のおよそ25%が、ほてり／顔面潮紅、体力の変化、そして感情の噴出を経験しています（詳しくは最後の章を参照）。

このレメディーの持つマヤズム的要素は、更年期の恐怖、自分自身の感情の激しさへのおびえ、英知の段階に進むことへの恐怖として現れます。

おそらく、長い間私たちに押しつけられてきた行動規範を、魔女の行動規範に置き換えるべき時期に来ていると思われます――すなわち「あなたの思うままに行動すべし。しかし、決して人を傷つけるべからず」。

私は、ヨーロッパ、そしてヨーロッパ人によって植民地化された国々において殺戮された女性たちの死を追悼する者であります。私は、これらの女性たちとともに失われた英知を嘆く者であります。大切なのは、これらの女性たちがいまだに私たちの中に存在していることを忘れてはならないことでしょう。

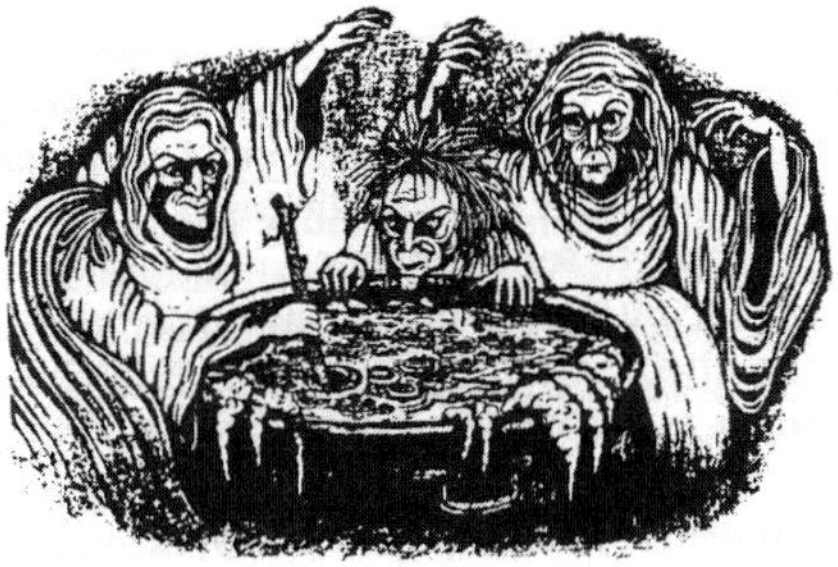

歌：魔女とは、いったい誰のこと？
彼女たちはどこからやって来たの？
もしかして、あなたの祖母のそのまた祖母が魔女だったのでは？
魔女とは自然とともにある賢い女性のことだと聞きました、
そして今もすべての女性の中にたくさんの魔女が潜んでいると。

第3章
肉屋、床屋、高利貸、そして槍騎兵

ヨーロッパでの最後の魔女狩りからわずか数年後には、「ヒステリーから女性を守り」、その振る舞いを矯正する名目の下に、卵巣の摘出手術が開始されました。最初の卵巣摘出手術は1809年に行われました。こうして女性はくつわをはめられ、変性されながら、その後200年近く続いた尋常ではない苦難の時代を生き延びたのです。

19世紀の間、医療関係者たちは特権階級の女性たちの間に、彼女たちは「生まれつき虚弱」、

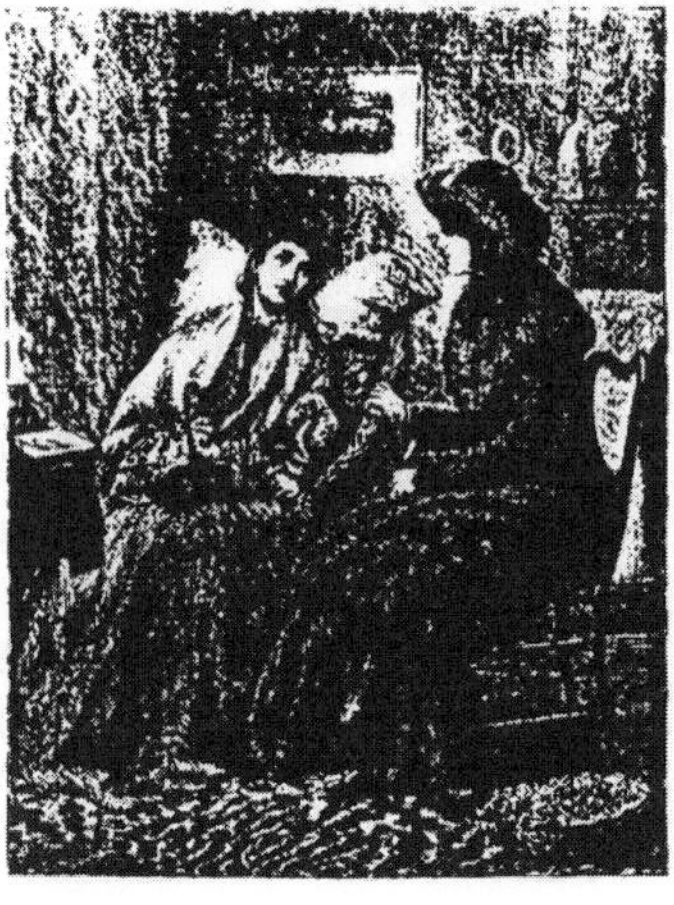

「生来病気がち」という思想を喧伝してきました。彼女たちの病気への罹患率と人格障害はすべて生殖器に原因があると教えたのです。当時は階級意識が強かったため、貧しい労働階級の女性は、虚弱であろうと頑強であろうと、その存在は全く無視されました。これらの女性たちは時として1日18時間の労働を課せられ、誰にも相手にされない惨めな存在でした。

１８４７年：最初の実施基準がＡＭＡ（米国医師会）によって定められました。その要旨は、患者の見解は受け入れられるべきでない：すなわち、「患者はその主治医の処方に速やかにそして絶対的に従わねばならない」。倫理規定におけるもう一つの規範では、患者は、医師が指示する治療法に影響を与えるような「自分自身の未熟な意見」を述べることを自戒するべきであると警告しています（Martin Walker：4）。

19世紀半ばに女性解放論が持ち上がり、男性の医療専門家の間に大きな反響を巻き起こしました。

１８４８年：アメリカにおける第一回婦人の権利大会が開催され、ソジャーナ・トゥルースが、かの有名な演説「私もまた一人の女性ではないでしょうか？」を行いました。

男たちは言います――女性は馬車に乗りこむときに助けを必要とし、ぬかるみがあれば、抱き上げてもらいながら、それを越え、常に一番いい場所を与えられるべきである――と。でも、私が馬車に乗るときも、ぬかるみを越える時にも、今まで誰も私を助けてくれたことはなかったし、最高の場所を与えられたこともありませんでした。でも、私とて一人の女性ではないでしょうか？　私を見てください！私の腕を見てください！私は畑を耕し、作物を植え、それを刈り取って納屋に運び続けてきました。そして、どんな男も私の先頭に立つことはかないませんでした！とはいえ、私とて一人の女性ではないでしょうか？　私は男性と同じくらい働けたし、同じ量を食べられました――それが与えられたときですが――そして彼らと同等に鞭に耐えることもできました。でも、私とてまた一人の女性ではないでしょうか？　私は13人の子を産み、そのほとんどが奴隷として売られていくのを見てきました。私が母親として嘆きの叫び声を上げたときも、イエス様を除いて、誰も私の悲しみを聞いてくれた人はいませんでした。でも、私もまた一人の女性ではなかったでしょうか？

そしたら、黒服を着込んだ小さな男が言いました。「女は男と同じ権利を持つことができないのだよ。なぜなら、イエスは男であって、女ではなかったからさ」と！それでは、イエスはどこから生まれたというのでしょう？　神と女性からです！男たちこそ、彼とは何の関係もないのです。

神が最初につくられた女性が、一人で世界をひっくり返すほどに強かったことを思い出すなら、私たち女性が結託すれば、世界をひっくり返して、また元の正しい位置に戻すことができるはずです！

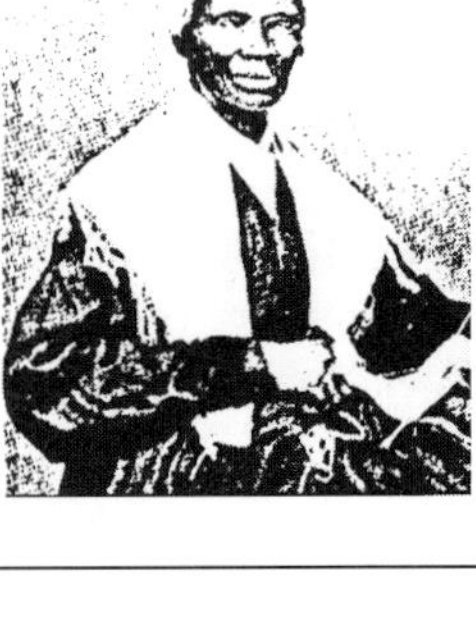

同年に、チャールズ・メグス博士は、生徒たちに向かって、次のようなアドバイスを与えました：…もしあなた方が、女性器の研究を深めていくならば、それを通して、女性の心、精神そして魂そのものを理解できるようになり、制御できるようになるであろう…（Callahan：93)。

1858年：英国人の婦人科医、イザック・ベイカー・ブラウンによって、陰核切除というものが「発明」されました（ところで、この残酷な手法は、すでにイスラム教国の間では、女性の結婚に備えて広く実施されていたもので、一部の地域では現在も行われています）。ここでは本題に戻り、私たちが「文明世界」と教わったヨーロッパ／北方文化のことに話を戻しましょう。

陰核切除は、女性の自慰行為への治療法として熱狂的に受け入れられました。この時代においては、女性の精神異常の大きな原因は自慰行為であると信じられていました。女性のオーガズムが、彼女たちの気を狂わせてしまうと思われていたのです。というわけで、この有害な器官は除去の必要があったのです（Callahan：29)。

現在では、子宮の萎縮や更年期障害が、うつ、不安そして動揺と関係していることが公に知られています。

ビクトリア朝時代においては、更年期は「背徳症」と深い関連があるという認識が持たれていました。E. J. ティルト博士は、次のように指摘しています：

生体の変化の過程においては、神経系が極めて不安定になるため、精神性や道徳性がしばしば医学の常識を越えてしまい…（こうした攪乱によって）、通常賢い婦人が、無秩序に行動したり、偽ったり、気難しくなったり、激昂したり、家族を置き去りにすることさえあり、憂うつな自己陶酔に陥り、ぼんやりしたりする（Callahan：32)。

とりわけ、慢性消耗、疲弊、リウマチ、脚の潰瘍、糖尿病、尿路疾患、痔疾、痛風、虫歯、心臓病、帯状疱疹、慢性下痢、便秘、難聴、そしてがんが更年期障害の結果として生じる疾患であると信じられていました。

人生のこうした危険な時期を乗り越えるための救済策とは、おのおのの女性の振る舞いこそが、その女性が迎える更年期の症状を決定する要因であると、女性たちに理解させることでありました。あたかも医師の助言のように見せかけて、もし女性たちが「本来自分に備わっている」母性と優美さ、そして徳性をしっかりと守りさえすれば、更年期のさまざまな障害は避けることができると警告が発せられました。小説を読んだり、セックスをしたり、踊ったり、劇場やパーティーに出かけたり、感情を表現するのは、神経系を刺激する行為であって、ゆえに生殖器にとって有害であるため、すべて危険な行為とされました（こうした忠告の対象となったのは、中流および上流階級の女性だけでした。いずれにせよ、貧しい女性たちは、それを理解できるだけの教養も持ち合わせていなかったのです）。

女性に対して、われわれが最初に注意を促したいのは…自分の感情…心…の制御であり、子宮系は極めて落ち着いた状態に維持されるべきである（Callahan：30）。

1860年：アイザック・レイ博士は、女性がヒステリーや精神異常になりやすく、犯罪への衝動に駆り立てられやすいのは、その生殖器に原因があると発表しました（Daly：227）。19世紀の中流階級の女性にとっては、自分がどのような老後を迎えるかを決定するのは、更年期における行為だけではありませんでした：過去の人生体験の蓄積もまた大きな要因となったのです。若いときの無分別な振る舞いが、あたかも病気の詰まったパンドラの箱のように感じられました。

閉経後の白髪の婦人たちは、評判のよい婦人科医へ頻繁に足を運びましたが、彼女たちの多くは性的犯罪という思想の犠牲者でありました…避妊と堕胎は「人格を破壊し、後年、これらの女性たちに最も悲惨な病気をもたらすもの」でありました（Callahan : 30、Hailer : 65からの引用）。

当時存在した数人の女医もまた、この思想に染まっていたようです。医学博士であったエマ・ドレイク婦人は次のような発言をしています：

踊り、運動、派手な服装、そして教育の悪影響は、更年期前には感じられないかもしれないが…転換期の危機にあって、蓄えていた力が必要とされるとき、彼女たちはそれがないことに気づく――彼女は避妊と堕胎についても、警告を発しています（Callahan / Barbre : 30）。

こうしてビクトリア時代の更年期は、道徳的罪を償う時期となったのでした。

1873年：ロバート・バッテイ医師の発明による新しい治療法「female castration（女性の去勢）」が発表されましたが、それは「精神異常」を治療するための「卵巣摘出」のことでした。この手術は更年期のみでなく、女性の生涯を通じて実施されました。卵巣摘出は、これまで50年以上にわたって行われてきましたが、当時は婦人科の大流行だったのです。卵巣摘出は、患者の道徳意識を高め、「従順で、秩序正しく、勤勉できれい好きな女性にする」と主張されました。

手に負えない女性は、夫や父親によって婦人科に連れて行かれ、卵巣摘出や陰核切除の方法で、去勢されました（Ehenreich and English：103）。

その後、犠牲者には安静療法が強いられました。これは完全な隔離と感覚遮断のテクニックを用いる方法で、現在では洗脳として認識されているものです。

これらの女性たちは、6週間もの間、薄暗い部屋であおむけに寝かされ、人生における自分の役割について真剣に考えるよう要請されました。訪問客も、会話も、読書も許されず（精神的刺激が皆無）、味気なく軟らかな食事だけを与えられ、医師によって健康を操作されていました。子宮との葛藤から女性脳を解放するとともに、医師自身の支配的で男性的な力によって治療効果がもたらされると信じられていました（Callahan：94）。

子宮疾患への治療法としては、子宮頸部へヒルをあてがう、さまざまな物質を子宮に注入する（牛乳や紅茶そして時としてマシュマロさえ）、子宮の焼灼（麻酔なしの）、陰核の除去および卵巣の摘出などが行われました。こうした治療法は、今世紀に入ってから、最初の10年間の間に、ようやく主流ではなくなっています。自慰の「治療」としての最後の陰核切除は、1948年に、8歳の少女に実施されました。

例えば、エリー・ウォーカー医学博士は、1906年の『Journal of American Obstetrics（アメリカ産科学ジャーナル）』でこうした手術を極めて厳しく批判しましたが、それは彼個人の抑圧された感情が入り交じったものでした。

女性の卵巣は社会全体に属するものであって、彼女らは単なるその管理者にすぎない。…数から推定すると、アメリカの医師人口が延べおよそ15万人であることから、少なくとも15万人の女性が不妊にされたことになる。この莫大な数の一部は、こうした狂気が絶頂にあったころ、あからさまに自慢され、自分は1500〜2万個の卵巣を摘出したと吹聴する医師もいた(Callahan：26)。

彼は医療過誤の事実を指摘しているものの、子宮盲信の神話をそのまま存続させています。神は最初に子宮と卵巣を創造し、それを包み込むように女性の肉体を創造したという思想は、現在でも生き続けているのです。

これは、貧しい女性には何ら関係ないことであると教えられていました。貧しい女性たちはまた、違った形で搾取されました——いつ終わるとも知れない、あらゆる種類の隷属の形を通して。

ヒステリー

ルネサンス時代の医師たちは、子宮は時として肉体を離脱し、その周囲をさまよい、これが制御のできない行動を引き起こすという理論によって、婦人病を説明しようとしましたが、これが現在のヒステリーの意味（矛盾語法？）のもととなっています。

あらゆる婦人病は、一つの病気、つまり子宮疾患の感応反応またはその症状にすぎません。

次に紹介するのは、P.H.チャバス著『母へのアドバイス――子供の取り扱いについて』の第14版、３２３ページからの抜粋ですが、この本の売り上げは22万部にのぼりました。

箴言４８４：女性が最もヒステリーを起こしやすいのは人生のどの時期においてでしょう？また、それはどのような症状でしょう？

女性がヒステリーを起こしやすい時期は、通常15～50歳の間です。発作が起こる前の症状としては：元気がなくなる、理由なく泣く、神経質で、顔面紅潮がみられる。一方、非常に青白いときもある。呼吸が浅く、ときおり心臓の動悸がみられる。通常食欲はない、多量の無色透明な尿、井戸からくみ上げた水のよう。鼓腸に苦しみ、やがて腹部の膨満感と不快感を訴えるようになる。その「ガス」が、ついには喉まで上がってきて、まるで喉にボールが詰まり、窒息するような感覚をもたらす。喉にボールがある感覚（ヒステリー球）が、発作の始まりです。

完全に意識を失うことはめったにありませんが、部分的な感覚喪失がみられます。しばらくすると患者は発作的に腕と脚を投げ出し、胸をたたき、髪や衣類を引きちぎり、高笑いしたり激しく叫ぶ。もしくは奇妙な音を立てたり、ときどきむせび泣いたりし、顔面には極度の歪みがみられます。

箴言４８５：何がヒステリーの原因となっているのでしょう？

虚弱体質、萎黄病、不適切で栄養価の低い食物、深い悲しみ、不安、精神的興奮、消化不良、鼓腸、きついひも類。ヒステリーは多くの場合、見せかけだったりします。全くその頻度は他のどの病気より高く、それが本物である場合でも、患者が自制心を失ってしまうために、さらに悪化してしまいます。

箴言４８６：ヒステリーを持つ女性への提案として何があるでしょう？

適切な自己管理によって健康を改善すること、早起きをして散歩に出る、植物やクロケットゲーム等に自分の心を向けること、一番大事なのは、自分の感情に身を任せないことです。

コンプトン・バーネットは、ヒステリーは満たされない性的渇望と同じであるとしています。

精神専門家の台頭

世紀の変わり目になって、精神科医たちが心の病気の専門家として活躍するようになりました。精神分析学的「真実」を明かすと、これは女性の人生に対する婦人科の権力を支援し、強化するために開発されたものでした（Dickson and Henriques : 51）。

フロイトは、ヒステリーとは一種の葛藤または不快な記憶の発現であると記しています。著書『The Aeteology of Hysteria（ヒステリーの病因学）』の中で、彼のヒステリー患者の全員が、幼年時代に性的な暴行を受けており、これらの記憶が催眠によって顕在意識に蘇ったことを述べています。しかし同輩たちの圧力によって、彼は余儀なくこの理論の撤回を強いられました。その100年後、フロイトの最初の分析が正しかったことが証明されたようです。

フロイトの影響によって、女性の本来性を切り刻む外科用メスは、結果的に、婦人科医から精神分析医の手に渡されました。フロイト理論は、女性の人格はもともと不完全であると唱えていますが、このときの理由は、女性が子宮を持つからではなく、むしろ陰茎を持たないことにありました（Daly による Ehrenreich and English 228/43 からの引用）。

ビクトリア時代の女性たちのヒステリックな感情の爆発は、精神的な放出であったことは疑いを持ちません。彼女たちはあまりにも激しく搾取され、略奪され、抑圧され、侮辱され、バラバラに切断され、拷問を受け続けたために、本来の自分たちの内面のリズムから完全に切り離されていました。

Cimicifuga（シミシフーガ：Actea racemosa）——ブラック・コホッシュ

前述の長い歴史のレッスンの後で、このレメディーを考察するのは、極めて適切に思えます。

シミシフーガまたはブラック・コホッシュと呼ばれるこの植物もまた、私たちが北米先住民の女性たちから学んだ素晴らしい薬草の一つであり、彼女たちはおそらく何万年にもわたって、寒さや冷えによる月経停滞に対して、また卵巣の強壮薬として、この薬草を用いてきたと思われます。アフリカでは、気持ちの落ち込みを引き上げ、神経を静めるために使用されました（Parvati）。最近のハーブ研究によると、この薬草は黄体形成ホルモン（LH）を低下させることが明らかになっています。この植物は、エストロゲン（卵胞ホルモン）の前駆体を含み、エストリオール様効果を持ちます。

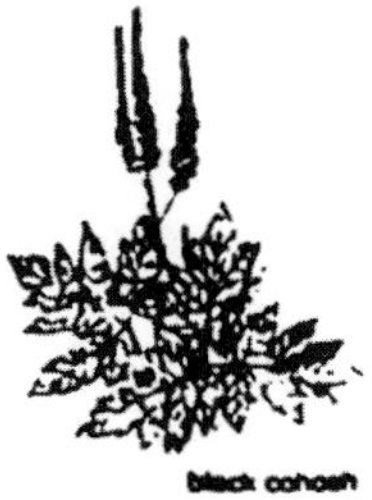

N.D. マイケル・マレー医学博士によって、更年期の女性と子宮摘出をした若い女性を対象に、これとHRT（ホルモン補充療法）との働きを比較するテストが行われ、その結果、この薬草の方が優れた効果を示したと報告されています。この薬草は、膣壁の改善、のぼせ、寝汗、心悸

亢進、頭痛に優れた効果をもたらすだけでなく、うつ、不安、神経質、睡眠障害、そして性欲減退にもよく効くと博士は述べています。それはともかく、この薬草はホルモン活性、そしてリウマチ痛のバランサーとしての働きを持ちます。サリチル酸を含むため（アスピリンと同様に）、薬草的には、時としてルイヨウボタン(Caulophyllum)と組み合わせて子宮疾患に用いられたり、またミツガシワ（Bog-bean）と組み合わせてリウマチ痛の治療に使われてきました。

ホメオパシーのレメディーとしてのシミシフーガは、ヘイルによって導入されました。ヘリングはこれをポリクレスト（多くの症状をカバーするレメディー）と評価しています。一方、ケントは意外にも、このレメディーはプルービングが十分ではなく効用も数種の症状にしか適応しないと述べ、棚上げにしてしまいました。おそらく彼はこのレメディーが気に入らなかったか、もしくは誤った情報が伝えられていたと思われます。完全版に含まれる70に対し、彼のレパートリーに含まれるブラックタイプと斜体のリファレンスは35しかありません。

完全版のレパートリーから閉経期または更年期に指示されているすべての症状を見てみると、ラカシス、シーピア、そしてシミシフーガが上位を占めます。精神的症状に限定するならば、シミシフーガが断然トップです。ヒステリーの項目を見てもシミシフーガがトップで、こうしたことからも、シミシフーガは「ヒステリー」のレメディーであることがわかります。

われわれがヒステリーと呼んでいるものは、肉体意識の増大した状態が抑圧されたときの症状である。「霊に取りつかれた状態」そしてシャーマニズムもまた、こうした「ヒステリック」様の状態であるが、その拡大された感覚で受け取る情報を有効に利用できるように、感覚の拡大が制御されている状態――と言うこともできる（Shuttle and Redgrove）。

本書の始めで指摘したように、最初のシャーマンは女性でありました。

シミシフーガのキーノートの一つは、身体的症状と精神的症状が交互に発現することです。あたかも暗雲が立ち込めたかのように、患者は憂うつにのみ込まれてしまいます。痛みが始まると悲しみは消え去り、痛みが鎮まると悲しみが戻ってきます。

経血量が多ければ多いほど、痛みもまた大きくなります。月経の間を通してつらい痛みがあり、あらゆる症状が悪化します。悲しみ、リウマチ痛、筋痙攣。

子宮と卵巣に激しい痛みがあり、筋肉の痙攣がみられる場合もあります。患者は寒さと冷えに震え、何かで体を覆わずにはいられません。腰の底部の痛みと腰痛がみられます。マーガレット・タイラーは、このレメディーを薬草の指圧師と呼んでいます。

特に更年期にある患者は、自分が自制心を失ったり精神的に参ってしまうことにおびえたりします。身体的には、娩出感があり、（器官の）脱出に悩まされます。ほてりがあり、顔面は蒼白で、額が冷たかったりします。深い落ち込みを伴う出血、および／または頭痛がみられます。

シミシフーガの人たちは、何か不当な問題と関わるストレス下にない限り、落ち着きもあり、皆とうまくやっていけますが、オーラム（Aurum）と同様に、失恋や興奮、悲しみから病気になってしまいます。

核心を突く質問をされるまでは完全な黙秘を保ち、それから急に止められない勢いで多弁になったりします。その一方で、必要なことを話す段階に来ると非常にためらいますが、おそらくそれを打ち明けることに恐れがあるからと思われます。家族の中の誰かが自分を殺すとおびえます。

自分が虐待を受け、苦しんできたことを話すことができないのです。話すと自分が殺されてしまう、または誰も自分の話を信じないだろうと感じているからです。

誰もが自分のことを心気症と思うに違いない、あるいは、どうせ他の誰も自分ほどには苦しんだことはないと思い込み、自分の苦しみをすべて話す気になれません。

こうした人たちはたくさんのことを話すかもしれませんが、頻繁に話題を変えることにあなたも気づくはずです。それはおそらく、彼女たちが何かを隠そうとしているサインです。自分の体験を説明する語彙が十分でないため、自分の内面に起きていることを的確に表現できずにいる場合もあります。今まで自分の中にどんな価値をも認めることが許されなかったために、自分の苦しみを誇張してしまいます。そして、自分の気持ちを伝えようととりとめもなく話し続けるのです。自暴自棄になったり不信感でいっぱいのように見えたりします。彼女たちにとっては、寡黙の状態での落ち込みが自滅的に感じられるのです。

このレメディーの持つ「疑い深い性質」をみると、ある意味で、いまだいくばくかの自己保身感が残されていると思われます。反乱の火花がちらつきます。まず、薬をとろうとしません。彼女たち、なかなかやるではないですか！とはいえ、おびえと恐れのいっぱい詰まったこうした牢獄の中で、ひたすら生き続けなければならないとしたら、どういったことになるでしょう？

自分の活力を引っ込めてその場を持ちこたえますが、そのうち引き下がるようになります。そして、自分の中に閉じこもるようになります。これもまた生き延びるための一つのパターンであります。というのは、これが彼女たちにできる唯一の安全な行動だからです。彼女たちにとって、世の中と交流することは危険に感じられます。あらゆる出来事の中に危険を想定してしまいます。そして、常に危険と直面しているように感じます。恐怖から病気になってしまうばかりでなく、すぐにびくびくします。何かにおびえています。問題は、この種の振る舞いがヒステリー——すなわち「これといった理由なし」に制御の利かない振る舞いをすること——として説明されてきたことです。彼女たちは我慢し続け、やがて持ちこたえることができなくなってしまいますが、こうして精神的な爆発として放出されるのが、恐怖の発作であり、制御しきれない振る舞いであります。

ですから、前世期の医療専門家の治療下や肉体的拷問、そして心理的牢獄の下にあった女性がこうした状態に陥るのは、当然とも言えるのです。このレメディーは、「絞扼」がテーマとなっています。自分が金属性飼育かごの中にいる妄想。前進することができない。エネルギーが流れているかと思うと、突然行き詰まる。マシュー・ウッドは、これをむち打ち症に多量に用いたと言っていますが、むち打ち症とは言うまでもなく、突然の停止によるけがです。意図した方向にそれ以上行くことができない。私にはまるで壁で封鎖され、どこにも出口が見えない牢獄に感じられます。感情のはけ口がなく、潜在能力の放出口もありません。うつが訪れますが、それは非常に深いうつで、閉塞が臨界点に達したとき、または衝撃が起きた後に訪れます。絶望感に襲われ、トンネルの先に明かりを見ることさえできません。

彼女たちは魂の輝きを失ってしまいます。自分自身も、そして他人をも信じることができなくなります。そのため、人生の次の段階への入り口に足を踏み入れることができません。このレメディーは抑圧を取り除き、患者が再び前に進めるように促します。その方向とは、彼女自身の選択かもしれないし、また運命で定められた方向かもしれませんが、抑制がなく、解放された、自由な道です。このレメディーが、入り口のドアを開けるのを助けてくれるのです。

更年期とは開放であり、このレメディーに込められた私たちへのメッセージとはおそらく、難攻不落に見える不可視のドアでさえも、私たちには通り抜けることが可能であり、それは、新しい形の自由への道につながっている——というものであると思われます。

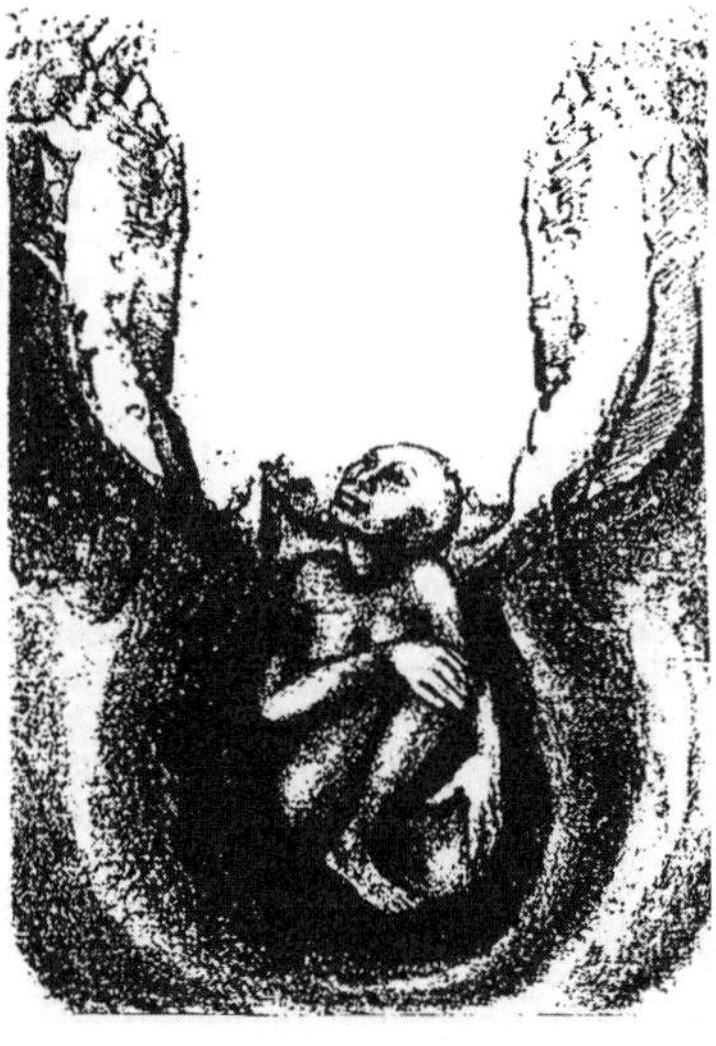

デブラ・コフ－チェーピンの寛大なる承諾の下で

アスペン・シルバーウッドの詩

私は、一人の人間の女性として誕生した。
私は、乳房と柔らかな肉体を持っている。
私は、土と水からつくられ、そして、木のような姿をしている。
私にはいくつかの傷跡があるけれど、
成長し続けていて、日ごとに美しさを増している。
私はより完璧になっているのではなく、より自分らしくなっているのである。
私は、酔っ払いの男たちのせいで、いくばくかの血を流した。
彼らは、商業的利益のために私を剪定しようとした。
私は、自分の手で彼らの陰謀から逃れた—
そこでは、すべての木々が皆同じ姿を持ち、静かで、従順であることを強いられ、
彼らの意のままに、彼らの（望むとおり）の果物を実らせなければならない。
私は、自分の根を引き抜き、爪をのたくらせながら、そこから逃れ、
恐る恐る世の中に足を踏み入れた。

私は常に花を咲かせるだけの十分な水分を得られたわけではなかった。
私は、再びここを去ることになるかもしれない。

誰かが言った。(それが誰かはわからないけれど)
「女性は、木の中でも一番成長する木である」と。

森林管理委員会の手の外にあって
私たちは、丘陵を放浪しながら、
人生というもののにおいをかいでいるのだ。

(Joychild Aspen-Mohn)

その他の錯乱

１９４５年、ヘレネ・ドイチェが、『he Psychology of Women（女性の心理学）』を執筆しました。彼女はフロイトの下で学び、自分の女性患者の症状を更年期のひな型として用いていました。この本は更年期の症状像の鋳型として、現在でも多くの人たちの間で使われています。彼女は、更年期を「集中管理制御の破たんおよび生産不能」として描写しています。彼女の理論は、私たちの役割が唯一生殖だけであるならば、それができなくなったとき、私たちがこの地球上に存続する目的が失われることになる——というものです（彼女は英知の年齢に到達する前に、すでにこの理論を持っていたと、私は推測しています）。

「自律神経失調症」、「種全体の僕として当然の結末」、「部分死」、「精神的苦悩」、「退行期うつ病」等の専門用語が私たちの言語に組み入れられ、更年期障害は事実上、精神科によって診断される病気となってしまいました（Calahan：40）。

こうした潮流が世紀の後半には、あらゆる婦人病への解決法としての、新たな子宮摘出疫病を招く結果になりました。それは、19世紀に行われた女性生殖器大虐殺の繰り返しでした。神経に障害を持っていたり不安に悩まされる女性は、子宮摘出が必要であると説得されました。

これらの手術の少なくとも50％が、医学的根拠なしに行われたと推測されています。

子宮摘出の詳しい情報に関しては、本書の最後の章「恐ろしい事柄」を参照してください。子宮摘出の手術を行う際、医師たちはしばしば患者を脅かし、「万一のための」措置として、同時に卵巣をも摘出することを強要しました（こうしたことは現在でも行われています）。いずれにせよ、患者に卵巣は必要ないというのが彼らの言い分です。しかもそのときには、手術後、長期間にわたり――場合によっては一生を通じて――ＨＲＴの処方が必要になること、こうしたホルモン療法は所詮、卵巣の働きとは異なるという事実を患者に告げません。卵巣は内分泌腺であり、生命が終わるまで機能し続けます。その働きはアンドロゲンを合成することですが、アンドロゲンは血流を通して脂肪組織に到達し、そこでエストロンに変換されます。この働きは、加齢とともに高まっていきます（ただし、それが許される状況下、そしてホルモンによって、その働きが抑制されない場合において）。この事実は１９７０年代からすでに公になっていたはずですが、こうしたお決まりの喧伝活動というものは、繰り返し焼き直されるようです。私が今まで読んだ書物の中でも、数えきれないほど多くの本に、更年期を迎えると卵巣も死を迎えることが述べられていました。こうして、卵巣は摘出され続けたのです。１９６０～１９７０年の間に行われた子宮摘出の手術の30％において、卵巣摘出が同時に行われていたと推定され、それによると、毎日およそ５１０人の女性が外科的に去勢されていたことになります。

第4章

ホルモン

数十年さかのぼってみると、20年代、30年代までには、初期のホルモン研究によって、更年期の「疾患」は、私たちの中の化学的構造から生じていることが再度述べられています。女性にとって、こうした症状のすべてが妄想（ヒステリー）ではないことがわかっただけでも、安堵をもたらしたかもしれません。

こうした研究結果やその後の新しいホルモン研究によって、閉経後の女性の苦しみは性ステロイド欠損症、エストロゲン枯渇症状から生じるホルモン欠乏症であるという診断がなされるようになりました。こうして更年期の実体についてのその後の研究は、すでに構築された生物医学の路線に沿って進められるようになったわけです。

人工エストロゲンは40年代の最初に製造され、60年代初頭には、産科の専門家たちは妊娠をコントロールするピルを入手していましたが、これは数億万ドルのビジネス市場をもたらしました。ピルの影響には、また別の物語が隠されています。これは、今まで発明された中でも最も近代的かつ科学的な方法で女性を去勢するものです。そして、このときある人物がふと気がついたのでした。更年期の女性が周りにたくさんいることに――英国だけで4千万、米国においては8千万。こうして、女性の正常な機能を薬剤で治療しようとするさらなる行進が続けられ、その支配力はどんどん増大していったのです。

ホルモン補充療法（HRT）

1929年：最初のエストロゲン単離に成功。

1932年：エストロゲンの注射によって、雄のネズミに悪性乳房腫瘍が生じる。

1934年：更年期症に、初めてのエストロゲン使用。

1940年：最初のERT（エストロゲン補充療法）の導入。
DES（ジエチルスチルベストロール：合成エストロゲン）によって、雄と雌のネズミに乳房腫瘍が生じる。

乳がんへの生涯リスク1：20（米国）。

1941年：流産防止の目的で、DESが使用される。

1944年：最初の合成黄体ホルモンが発売。

1956年：エストロゲン／黄体ホルモン「ピル」の臨床試験が開始される。プエルトリコ。

1960年：ピルの解禁、メルクインデックスがエストロゲンとがんの関連性を指摘。

乳がんへの生涯リスク1：14

閉経後の女性が「欠陥者」呼ばわりされるようになったその原型は、19世紀にみることができます。当時の社会では、女性の劣等性がその生殖器に由来することへのもっともらしい根拠を申し立てることができたのです。それに加えて加齢への偏見があったことを思うと、若さを失うことは「欠乏性疾患」であるとみなされていたことも驚くに値しません。

ここに、1989年の『The Journal Menopausal Management（更年期の健康管理ジャーナル）』に掲載されたW.H. ユティアンの小論からの引用があります。小論の題名は「その他

85％に対するわれわれの戦略刷新（Renewing Our Commitment To The Remaining 85%）」――ここで彼が言及している85％とは、ＨＲＴ未使用の女性人口のこと。

女性のほとんどが、更年期障害とは、月経や妊娠と同じように女性の生殖活動の過程における単なる生理学的な出来時の一つであるととらえ、医師の診察を受けようとしない…われわれは更年期障害の症状を決して軽んじてはならないことを知っている。たとえそれが無症候性の更年期であっても、無症状のうちに進行し、最終的には致命的な後遺症をもたらすことがある（Callahan：31）。

後遺症とは、特定の疾患からもたらされる結果であり、彼がここで言及しているのは、言うまでもなく「エストロゲン欠乏症」のことであり、その想定される原因としての更年期のことであります。彼は、更年期を迎える前の時期から、一生を通してホルモン補充療法（ＨＲＴ）を受けることを勧めています。彼は更年期前の女性のことを、「エストロゲンが豊富」と語っていますが、これは、更年期以降の女性が、ある意味で生物学的な欠乏状態にあることを暗示していると受け取れます。

ロバート・ウィルソン博士は、『Feminine Forever（永遠に女性らしく）』の中で次のように述べています：

更年期障害は治療可能である。完璧に防ぎうる。自分自身の女性らしさの壊滅を目撃する代わりに、（女性たちは）生涯を通して、肉体的にも、そして感情的にも、豊かな女性らしさを保ち続けることができる（Callahan15-19：括弧は著者によって加筆）。

さて、彼はすべての女性にこの治療を受けさせるべきだと同僚たちを説得しました。現代のＨＲＴ擁護者は、「客観的」かつ科学的研究から得た実証から結論を出しています。全能の科学は決してその思考領域の外には出ないことの証明であります。「客観的」というのは所詮、曖昧な言葉の域を出ていません。

19世紀における科学的根拠によって、更年期は道徳的含みを伴う生理学的危機であることが「証明」された。１９６０年代始めの科学思想は、更年期がもたらす女性らしさへの生理学的危機は、ＨＲＴによって回避できると提起した。今日の「科学的」根拠もまた再度、更年期が生理学的危機であることを提起している（Callahan：33)。

現在、ホルモンを用いて治療されているさまざまな疾患をみるとき、事態はそれほど変わっていないとつい思ってしまいます。ビクトリア時代とのわずかな違いは、当時においては、私たちの子宮——生殖器官——があらゆる婦人病の原因であると認識されていたのに対し、現在では、私たちの疾患のほとんどはホルモンが原因であると仮定されていることでしょう。

それでは、どういったことが起きているのでしょう？　ここでもまた、いったい誰が利益を得ているのかと、つい考えたくなります：女性たち？　それとも製薬会社？

医療専門家たちがときどき「更年期の回廊」という言葉を使います。そこにどんな危険が潜んでいるかわからないままに、私たちは両手を差し出して、こうした生物医学貴族たちからの施し物を請いながら、この回廊という難所を切り抜けるように仕向けられているのです。

HRT（ホルモン補充療法）：危険な道

私たちはHRTを「健康リスクティーザー」と呼ぶべきだと思います。この言葉に隠された偽り、それは、これが補充ではなく付加であること、そして、この症状は欠如ではなく繁殖の段階から維持の段階への自然な鎮静化であることです。HRTの発想とは、更年期の症状を遅らせ、軽減または消滅させるために、体を錯覚させ、自分はまだ更年期前だと思い込ませることにあります。

今日では、更年期においてさらに深刻な問題をもたらす大きな要素の一つが、経口避妊薬であることに私たちは気づいています。相変わらずの焼き直し版のように、ピルの押し売り人たちは、ピルをとると晩年の骨粗しょう症が予防できるとのたまいます。ところで、話を元に戻すと、そこには、これが「科学的」であるかどうかの証拠は微塵もみられません。一方、これらのステロイド系薬物の使用は、体にさまざまな反応をもたらし、特に副腎を過剰に活性化してしまうため、カルシウムを溶解するという証拠はあります。HRT処方薬はエストロンからつくられ、ピルに含まれる主要ホルモンはエストラジオールなのですが、内分泌学的には同様の働きをします。

ユタ大学の看護学教授であり、トレミニム・トラスト・女性の健康調査財団（Treminim Trust women's Health Research Foundation）の会長を務めるアン・ボダは、月経、出産そして更年期についての、56年間にわたる長期の研究に携わってきましたが、次のように述べています：ホルモンの投薬量は生理学的ではなく、薬理学的なものである。

更年期以降の女性に対してのエストロンの投与はミリグラム（㎎）単位で行われますが、理論的に言えば、これは自然のエストロゲンの百万倍以上の濃度にあたります。更年期へのプロゲステロンの補充は、10㎎単位で処方されます。この投薬量は血液から測定されるプロゲステロンの百万倍に相当します（Callahan, Voda：69）。

エストロゲンは、他のステロイド系薬剤の受容体との結合において低い親和性を有しますが、この場合のエストロゲンは、通常体内にある状態をはるかに超えた薬理学的濃度で投与されるため、そして、ステロイド系の薬剤はすべて構造的に類似するため、他のステロイド系薬剤の受容体と結合し、それを活性化（またはさらに悪いことには、不活性化）することができます。ゆえに、治療のターゲットである生殖細胞組織ではなく、細胞内のＤＮＡを活性化してしまいます。例えば、ピルにはエストロゲンの代替物として、エタノール、エストラジオール、メストラノールが使用されています。天然ホルモンのメストラノールと異なり、後の2種類のホルモンは、エストロゲンに類似しているとは言え、体内で合成されるホルモン物質と同じものではありません。これらはあくまでも薬剤であります。薬剤は体内で吸収されるため、まず最初に肝臓がこれらの大量のステロイド系薬剤にさらされることになります。こうした状況下においては、合成物資がコルチゾン受容体と結合する可能性が高くなります。とりわけ、前糖尿病状態を引き起こし、活性酵素の合成を高めますが、活性酵素は血液凝固を促進し、性ステロイドと結合して、脳卒中等の心血管系リスクを高めてしまいます。添付文書に記載されている副作用のほとんどは、性ステロイドの持つ疑似能力——受容体と結合し、他のステロイド薬剤の働きをまねる性質に——関連します（同上）。

ＨＲＴ使用による血栓と脳卒中への危険率は、ピルのそれと同様です。アメリカで使用されている、『Physicians Desk Reference（医師の卓上必携書）』には、製薬会社は自社の薬剤の危険率を記載することが法律で規定されていますが、最もよく売れているプレマリンのメーカーであるワイスエアースト社はパッケージの特別な囲みの中に、次のように表示しました：

「**エストロゲンは子宮内膜がんの危険性を高めることが報告されています**」。同社はまた、胆嚢疾患への危険性が2〜3倍に増大すること（HRTは胆汁の粘度を高めるため）、および脳卒中、肺塞栓症、静脈血栓症、心臓麻痺、高血圧症、肝臓障害への危険性が高まることと、グルコースへの不耐性の低下、その結果としての潜在性糖尿病発症の危険性を述べています。これらのほとんどは、すでに私が触れた細胞受容体と関係している可能性があります。一方、時として結合が拮抗作用――いわゆるホルモン活動の阻止――をもたらすこともあります。子宮を持つ女性にホルモンの混合物を処方するときに、プロゲストゲンを付加すると心臓疾患への危険性が高まる理由は、ここにあります――更年期の女性はHRTの混合パッケージを処方されているため。HRTは、現在、心臓病の予防薬として推進されています。しかし調査が行われたのはエストロゲンについてであって、必然的に付加されるプロゲストゲンの影響については行われていません。ホルモン混合物にプロゲストゲンを付加することによって、調査結果が述べているあらゆる利点が相殺されてしまう事実を指摘した証言もあります。

更年期にある女性で、過去の一定期間ピルを処方された女性には、より激しい出血とほてりがみられるという証言が次々と出てきています。これもまた、性ステロイド系薬剤の使用により、変化の過程が中断されるというメカニズムが原因となっている可能性があります。遺伝子学的には、月経周期は50歳前後で閉鎖されるようプログラム化されています。私の患者の中で、避妊用ピルの使用経験を持つ女性たちの多くが、私が呼ぶところの生理性不眠症候群に悩んでいました。体のシステムが休もうとしないのです。ほとんどシステムがそれ自体を閉鎖できずにいる状態で、まるで気が狂ったかのように突進しているかのようです。本来のプログラムがめちゃめちゃになっているのです。

ＨＲＴにはまた、骨のもろさを助長することへの証言もあります。これは、避妊用ピルが骨に与える影響についての研究からわかりました。キティ・リトル博士による、避妊用ピルが骨に及ぼす影響についての調査結果があります。それによると、20代、30代でピルを使用している女性の骨密度は、70代の女性のそれと同じほどに低かったのです。処方にプロゲストゲンを加えることは、骨の大量除去への引き金となるのかもしれません。デポ・プロベラ（避妊法）の使用が、体内のカルシウムを吸い取る吸血鬼を呼び込むことになるかもしれないのです。

がんへの危険率

１９６０年：米国における乳がん発生率は10万人中72人。
１９７３年：１０００万人のアメリカ人女性がピルを使用。
５０００万人が、更年期の症状にエストロゲンを使用。
１９８３年：１７００万通のエストロゲン処方せんが書かれる。
１９８７年：ＣＡＳＨ（がんとステロイドホルモン）の調査により、50〜54歳の女性層で、卵巣を摘出した女性、または、がんの危険因子としての家族歴を持ちＥＲＴ（エストロゲン補充療法）を受けている女性の間での乳がん危険率は２００％増加することが示された。
１９８８年：15〜45歳のアメリカ人女性、１４００万人がピルを使用。
１９９０年：看護師健康調査の結果、ＥＲＴを受けている女性の乳がん危険率は通常より30〜40％高いことが明らかになった。
１９９１年：アメリカ人女性の乳がんへの生涯リスクが、平均の1.9倍になる。

ＨＲＴの擁護者たちは、「がんについての証拠は決定的ではない」と主張しましたが、これはスウェーデンの調査結果で示された乳がんの増加の重大さを無視し、それを重要ではないとみなす態度の表れであります。また、彼らは調査結果に対して「非実質的増加」という言葉を使いたがります。スウェーデンでの調査では、避妊目的とは別にエストロゲンを使用している女性2万3244人を対象に6年間追跡調査した結果、乳がん発生率がほぼ2倍になることが示されています。

1987年、英医学誌、『英国産科・婦人科ジャーナル（British Journal of Obstetrics and Gynaecology）』の調査によって、4544人の英国人女性が平均5年半追跡調査されました。その結果、乳がんへの危険率が通常の1.5倍以上増加していたことが明らかにされました。

プロゲストゲンの付加

3回目の調査では、ある女性が単独で追跡調査されましたが、長期間にわたるHRTの使用は、がんの発生率を50％増加させることが示されています。

最新のプロパガンダは、拮抗のない状態でのエストロゲン曝露だけががんの原因であるとし、今日ではプロゲストゲンを拮抗物質として用い、それは安全だとしています。なぜなら、エストロゲンは乳房と子宮の細胞を刺激し、発達させるが――内膜の成長はプロゲストゲンの付加によって抑制できるからである、と論理的結論を出しています。

プロゲストゲンは、月経周期の後半に子宮内膜に働きかけるホルモンです。これは、子宮内膜へのエストロゲンの蓄積を阻止し、エストロゲンを変化させる酵素の分泌を促すことによって、子宮内膜がんの原因となるエストロゲンによる子宮内膜への過剰な刺激を防いでいるのです。つまり、彼らの論理は、プロゲストゲンの付加によって、多くの女性をERT（エストロゲン補充療法）からもたらされるがんの発症から防いでいるというわけです。しかしながら、彼らはそれについての調査は行っていません。

プロゲストゲンそのものは、経口投与された場合は不活性である。なぜなら、それは消化液によって分解され、合成プロゲストゲンがつくられるからである。もしエストロゲンが女性をよい気分にするのにプロゲストゲンは不快感をもたらすと言うのであれば、その理由は、後者が肉体のエネルギー消費量を増やし、腎臓が排出する塩分量に影響を与えるからであって、皮膚が脂っぽくなり、にきびが出ることもある。乳房の圧痛、うつ病、腰痛、腹部の痙攣と膨満感の原因ともなりうる。これらの副作用は、投与量を減らし、調合液の種類を変えることによって軽減できる（Evans：45）。

プロゲストゲンを混合液に加えることにより、女性は疑似月経を迎えることが保証される。疑似月経だけでなく、疑似月経前緊張（月経前症候群）さえ現れる。プロゲストゲンの付加によって、月経の停止とともに消滅していた月経前緊張の症状の多くが戻る（Greer：192：括弧は著者による加筆）。

これら三度にわたる調査は、拮抗を持つエストロゲンの曝露はがんを防ぐものではなく、むしろその発生を促進することさえもある事実を示しています。プロゲストゲンの付加は、事実上、その4年後にがんの発生率を4倍にまで高めてしまうことをスウェーデンの調査結果が示しています。

私は生化学者ではないので、ここに述べるのは、なぜこうしたことが起きるのかについての私の個人的見解であります。形成組織構造の中で繁殖または増殖する受容細胞は、「末梢芽状突起またはTEB's」と呼ばれます。プロゲストゲンが存在する状況下において、これらのTEB'sは腺房芽状突起またはAB'sと呼ばれる構造に分化しますが、プロゲストゲン不在の場合は、同じTEB'sでありながら、AB'sに分化せず、萎縮していきます。これらの萎縮したTEB'sが「末梢腺管」と呼ばれます。

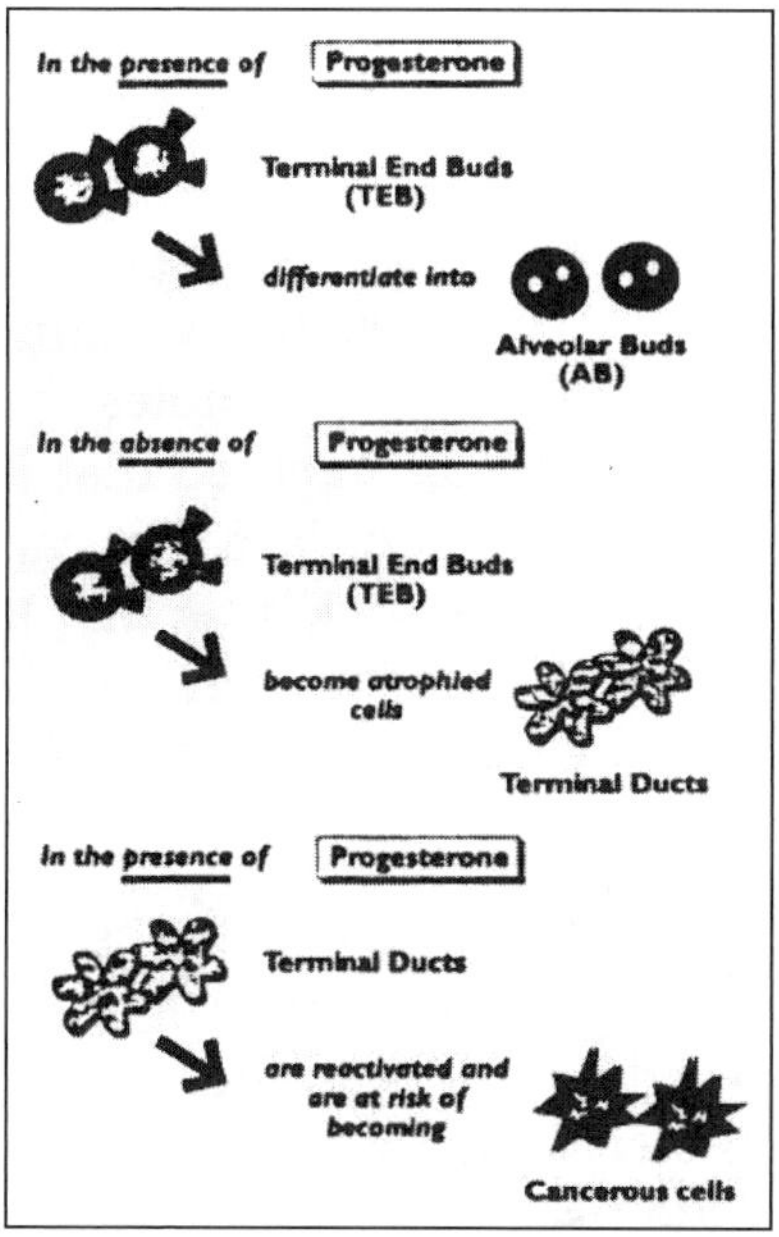
In the presence of
Progesterone
Terminal End Buds (TEB)
differentiate into
Alveolar Buds (AB)
In the absence of
Progesterone
Terminal End Buds (TEB)
become atrophied cells
Terminal Ducts
In the presence of
Progesterone
Terminal Ducts
are reactivated and are at risk of becoming
Cancerous cells

つまり私がここで言いたいのは、HRTのエストロゲンにプロゲストゲンを付加することは、萎縮した腺管を活性化するために、乳がんの危険性を高める可能性があるということです。それについで、これらの組織への刺激が制御可能領域を超えたところで起きていることを考えると――すなわち、ホルモン刺激が最大限に発露される年齢は通常12〜24歳であることを考えると――TEB'sおよび／あるいはAB'sはがん化の危険性をはらんでいることになります（Callahan：182)。

他の憂慮すべき事実は、もしＨＲＴを受けている女性が、以前に避妊、子宮内膜炎、不妊治療、母乳分泌不全の治療目的で、または月経周期の調節のためにエストロゲン投与を受けていたとしたら、その危険率が増大することです。その場合、ＰＭＴ（月経前緊張）／ＰＭＳ（月経前症候群）、子宮内膜症が活性化され、類線維腫の成長を促してしまう可能性があります。女性におけるがん発病率は、過去30年間で30％増加しています。これは、事実上エストロゲンホルモンの使用が広く普及し始めた時期と符合します。『The Bitter Pill（苦い錠剤）』の著者であるエレン・グランド博士によると、イギリスとウェールズの女性との比較において、アメリカ人女性の乳がん発病率は40％以上高く、50～60歳の女性の間の子宮内膜がんは実に３倍以上になると指摘しています。しかしながら、イギリスやウェールズでもＨＲＴが広く実施されるに従い、この大きな格差も縮まることが予測されています。

ＨＲＴが抱える難題の一つに、その治療を中止した女性に禁断（退薬）症状が現れたりすることと、体のカルシウム値が急激に低下するため、極めて多くの女性が、一生カルシウムをとり続ける必要性を感じてしまうことが挙げられます。また、こうした急激な低下のために、骨量の減少というさらに深刻な問題を引き起こしてしまいます。

ここに非常に興味深い調査結果（WTDDTY Vol.4/9）がありますが、それには次のように述べられています：

しっかりとした高い骨密度値を得るためには、ＨＲＴ治療を最低でも7～9年、できれば10年間以上続けなければならないが、10年間の投与を受けた後でさえ、骨折を防ぐことはできない。**なお、使用を続けた場合でも、75歳時での骨密度値は平均をわずか3.5％しか上回らない。**

女性は更年期に入ると、また、こうした危険な時期の25～30年前からＨＲＴを受けるように勧められます。ＨＲＴによって骨の弱体化を予防したいという女性がいるとして、10年間の投与によってわずか3.5％の改善しかみられないならば、その人は、一生、この療法を続けなければならないことになります。

乳がんおよび子宮がんの増加とホルモン治療利用の増加は直接的な相関関係にあり、使用期間が長くなればなるほど、その危険性は劇的に高まっていきます。これが何を意味するかというと、これらの女性たちは高齢になっても月経とPMT／PMSがあるだけでなく、がんへの危険性の増加――これに関してはまだ調査が終わっておらず、その真偽が問われている段階――そして、まるでケーキの上のサクランボの飾りのように、人工的に高められた性欲というおまけまでついてきます。この危険性はHRTを中止しても、その後10年間は付いて回ります。

HRTを受けている女性たちは、定期検診があるので、心配しないようにと言われます。次に挙げるのは、不定期にHRTを使用している女性、あるいはHRT未使用の女性との比較において、より定期的にHRTを使用している女性用の検診項目とその手続きが表記されたリストです（Callahan：214）。

・ホルモン値を調べるための血液検査
・水分保持調整のための利尿薬
・子宮内膜の過形成を調べるための生体組織検査
（これは、子宮内壁の細胞を切り取って行われるため、全身麻酔の使用、または子宮頸部に、ピペットやパップスメア用の道具を挿入する方法が用いられるが、後者の場合、その不快

感は避妊リングを挿入するときのそれと似ている）
・出血を調べるための試験（全身麻酔）
・子宮痙攣の有無を調べるための鎮痛薬またはその他の薬剤
・血圧検査
・コレステロール値を調べるための血液検査
・マンモグラフィによる乳がん検査
・反復処方のための6か月ごとの通院
・子宮摘出術
・骨密度検査

DES（ジエチルスチルベストロール：薬剤溶出型ステント）

30年以上にもわたり、健康な女性たちが、巧みな操作術に陥り、ステロイド系ホルモンによって自分自身のDNAの働きを改変させられてきました。まずピルから始まり、次にERT、そして現在ではHRTによってであります。これらの薬剤は紛れもなく時限爆弾です。なぜなら、これらがもたらす被害が明らかになるまでには、何年もの時間がかかることがあるからです。

ＤＥＳ（薬剤溶出型ステント）を処方された女性たちへの影響の調査結果が明らかになるまで、20年の月日が費やされました。調査結果で示されたのは、こうした女性たちの間での乳がん罹患率が高かったこと、そして、彼女たちの子孫の間での遺伝子変化の発生率が高かったことでした。

１９４０年に解禁になったＤＥＳは、妊婦の中で流産、早産、糖尿病または高血圧症の病歴を持つ女性、または妊娠初期において出血の傾向が観察された女性を対象に、処方されました。英国においてはこの薬剤が処方された女性の数ははっきりしていませんが、米国のそれは百万人以上にのぼります。１９５３年の時点ですでに、ＤＥＳは流産を防ぐことができないことが周知の事実であったにもかかわらず、その使用はそのまま70年代まで続けられたのです。ＤＥＳを処方された女性を母に持つ娘たちの間に、以前はめったにみられなかったタイプのがん、膣明細胞腺がんが発見され、その数はますます増加していました。５００件以上の症例に対して、ホルモンとの直接的な関連性があると診断が下されています（ＤＥＳについての詳細は、「Folliculinum（フォリキュライナム）」の項を参照のこと）

HRTにおける投与

HRTにおける投与には、どういった方法が用いられるのでしょうか？　これにはさまざまなタイプがあり、錠剤、注入、皮下移植、または皮膚から吸収させるゲルやクリームタイプ、そして経皮貼布（薬用粘着性パッド）タイプもあります。また、膣クリームとして処方される場合もあります。避妊用ピルと同様に、通常は1か月に1箱ずつ処方されるか、皮膚用パッチ剤の場合は、週2回の貼り変えが必要となり、それとともにプロゲストゲンの錠剤が処方されます。プロゲストゲンの処方は、別途になされ、使用の方法や時間等の指示は医師によって異なり、場合によってはプロゲストゲンの投与は必要ないと診断する医師もいますし、月ごとのパッケージでの継続使用が処方されることもあります。皮膚用パッチの場合は、そのパッチがあてがわれる皮膚部位にしばしば炎症や局所的湿疹が生じます。パッチは1週間に2回取り換えなければならず、入浴や、泳いだりしているときなどにはがれてしまいます。

プロゲストゲン（プロベラ）錠剤は、毎月12日間にわたって服用しなければなりません。エストロゲンには、天然と合成の2種類あると言われています。「天然タイプ」は、なんと雌ウマの尿から合成されます！　非天然の最も安価なタイプは、コールタールからつくられます。

これらはしばしば「半合成」と呼ばれます。**このホルモンは、女性の体内でつくられるホルモンとは同じものではありません。**

プレマリンは「天然の」エストロゲンですが、これが現在最も一般的に処方されているようです。濃度によって3種類に分かれ、紫色が最も強い薬効を持ち、黄色がその半分、そして、えび茶色はさらに黄色の半分の濃度となります。連続使用のHRTには3つのタイプがあります。プレマークCには、28日を1周期とする、中断なしの連続使用が指示されています。その宣伝方法はますます巧妙さを増し、パッケージのデザインは常に刷新されています（米国ではそれほど多くの種類があるようには見えず、ほとんどの女性は標準用量のものを使用しています）。

移植の場合は、小さな丸薬を皮膚下に挿入します。多くの場合、テストステロン、エストロンまたはテストステロンとエストロンの混合薬が用いられます。このやり方は、しばしば性欲を高め、時として狼狽するほどの状態をもたらしますが、過感受性というのは極めて不快に感じられたりするものです。患者はこうした副作用について、必ずしも知らされたり注意を受けているわけではありません。男性ホルモンを処方するこうした方法は、「性心理または夫婦生活の問題」を抱えている女性に推奨されています（Evans：109）。当事者の女性には、自分の性的感受性が増大していること、または、その感覚が性的反応とは無関係であること——それについては彼女自身が知っているわけですから——がはっきりと自覚できます（これらの症状は、少しばかり、プラタイナ〈Platina〉やリリアムティグ〈Lilium-tig.〉を思い起こさせます）。

私の患者で、両方の卵巣／子宮摘出以来、皮膚下移植を続けている人がいました。彼女はダルコンシールド（避妊リング）の使用が原因の損傷のために、手術を受ける羽目になったのです。これが訴訟事件にまで発展しました。卵巣摘出のはっきりとした原因が不在だったからです。手術日の前日になってから、それが標準的な手順であると告げられました。彼女には他の選択はないと思い込まされたのです。これはほんの3年前の出来事です。そのとき、彼女には卵巣を失うことが何を意味するのかが全くわかっていませんでした。その後、丸薬の移植が6～9か月の間続けられることになりました。移植手術が行われるたびごとに、その後の1週間が回復のために費やされました。最初の1か月ぐらいまでは、人為的な激しい気分の高揚、膨満感、そして不安を感じました。それに続く1か月ほどはある程度の落ち着いた状態が続きましたが、その後、手術の回数が増えるに従い落ち込みが始まり、時間の経過とともにますます激しくなっていきました。丸薬はもともと体内で溶解するようにつくられているのですが、彼女の場合は、溶解せず体内のあちこちを移動していました。病院での最後の検診時——それはスタッフィサグリア（Staphysagria）のレメディーをとり始めた後でしたが——彼女はついに勇気を奮い起こし、婦人科医に向かって、自分の状態を話し、これ以上移植は受けたくないと言うことができたのでした。当然のことながら、医師は埋め込んだ丸薬が溶解していることを主張し、その検査を拒否しました。彼女はそれ以上の移植を望んではいなかったため、ホームドクターによる診察が指示されました。その結果、腹部のさまざまな部位に丸薬大のはっきりとした四つの塊が見つかりました。私の要請により、彼女はそのままパッチを続け、ゆっくりと時間をかけながら、最低投与量まで減らしていきました。そして、その間中、ホメオパシーでサポートし続けたのです。

クリームであれば安全という人たちもいますが、次の言葉に耳を傾けてみてください：

エストロゲンのクリームは、その錠剤より強力である。なぜなら、クリームに含まれるホルモンは、直接血管に入り込むために、消化作用の影響を受けないからである。ゆえに、実際の吸収量については、ほとんど制御不可能となる（Sadja Greenwood：85）。

ホルモン治療が必要とされ、それが許される状況はあるでしょうが、やはりそれは最後の手段としてのみです。

使用中止

それでは、HRT（ホルモン補充療法）を中止しようとする女性たちを、どのように支援すればよいのでしょう？　彼女たちの多くが即座にやめたいと思うでしょうが、できれば、時間をかけてゆっくりとやめるのが重要なポイントとなります。やり方に関しては、患者の希望を取り入れ、話し合いながら決めていくことが大切です。患者の担当医は、投与量を減らすことに快く応じてくれるかもしれず、また患者が自分から、投与の方法を皮膚用パッチにしてくれるよう担当医に聞いてみてもよいでしょう。治療をやめる前の処方を皮膚パッチにしてもらうのは、段階を踏んでやめることができるので、多くの場合よい結果をもたらします。この場合は、単にパッチを貼り換える回数を少なくします。最低ホルモン値のパッチは25μgとなっています。

私の経験によると、治療の最後の1か月か2か月の間、シーピア（Sepia）の30Cを1週間に2回投与すると効果があるようです。私は、この後、フォリキュライナム（Folliculinum）7粒を1日か2日、または、30Cを1回投与します。ある程度の出血やほてりがみられたりしますが、長くは続きません。フォリキュライナムは本当に魔法のような働きをします。フォリキュライナムの効果のずばぬけた即効性から、私はこのレメディーが、性ステロイド、プロゲストゲン、そしてエストロゲンによって活性化、また非活性化されてしまっている受容細胞を元に戻すことができるかもしれないと思っています。

自然という神話

市場には、「自然」の製品について書かれた書籍がたくさん出回っています。症状に悩まされている女性たちにとっては、他にもさまざまな治療法があることを知るのはよいことではありますが、そこに述べられているメッセージは常に同じものです――「更年期は危険な時期である」。「代替医療」の書籍には、このメッセージが繰り返し述べられています。そこには、相変わらずの恐ろしい症状の数々が網羅され、私たち女性がこの時期に破たんしてしまうことを告げているようです。こうした書籍はどことなく、いまだに、女性であること自体が遺伝的に疾患を抱えているというメッセージを含んでいるように見えます。

プロゲステロン（クリーム）塗布療法に反対する12の理由

1. 米国では化粧品として販売され、英国においては処方薬として販売されています。これに対しての二重盲検試験は今まで一度も行われたことがありません。唯一の調査はジョン・リー博士が、個人的に彼の患者に対して行ったもので、博士自身が認めているように、そのほとんどは、がんを患っているか、根治手術を受けた女性たちでした。こうした調査結果を女性人口の統計資料として用いることなど到底考えられません（この報告書の中の皮肉な点は、こうした不適切で、話にならないほどずさんな試用検査の後で、それが「錠剤」としても、市場に売り出されたことです）。
2. クリームに含まれるプロゲステロン量は、おのおのの製品によって大きく異なります。
3. 血流に届く実際のホルモン量の測定手段が存在しません。
4. 「自然」という言葉は曖昧であり、大きな誤解を招く恐れがあります。プレマリンは、妊娠している雌ウマ――それも、カテーテルを装着したまま、1年のうち11か月の間は馬屋に閉じ込められたままの――の尿から製造されますが、「自然」の製品と呼ばれます。
5. 原料が植物性であれば、それは当然安全であると「想定されます」。

6. 植物を原料とする製品は「自然」と呼ばれますが、その原料自体が何度も合成化学処理を受けています。大豆製品は、スチグマスチロールと呼ばれるステロール化合物から抽出されますが、その抽出物をさらに合成してつくられたものがプロゲステロンです。ヤムイモ製品は、ジオスゲニンから抽出され、その後、プロゲステロンとして合成されます。

7. 自然であるないに関わらず、これらは体内でつくられるプロゲステロンと同じものではありません。

8. 1か月に2オンス（約57g）の補充で、1日あたり20㎎のプロゲステロンが供給されることになります。FDA（米国食品医薬品局）は、プロゲステロンを含有する化粧品の使用について、1か月10㎎以内にとどめるよう勧告しています（WTDDTY Vol.6/8)。

9. 添加されたプロゲステロンが、乳がんの危険率を4倍にまで高める可能性を示す証言が存在します。

10. 更年期の間の、長期にわたるプロゲステロンの投与によって、女性の体が自力でエストロゲンの新しい生産方法を学ぶ機会が失われます。

11. どのような種類のプロゲステロンであっても、そのクリームを肌にすり込むことは、体内のホルモン系に余計な干渉をすることになります。

12.「プロゲステロンで生まれ変わろう運動」の根底にある見解、そして、「女性はエストロゲンの束縛から逃れられず苦しむ」存在であるという理論は、更年期は一種の疾患であり、女性というのは生来病気を持つ存在であることの別の簡潔な表現にすぎません。

Folliculinum（フォリキュライナム）

フォリキュライナムは、エストロンからつくられます。初めてその合成に成功した人物は、英国人チャールズ・ドット卿であり、1938年の出来事でした。これはエストロンに類似していますが、人間のエストロンとは同一のものではありません。

フォリキュライナムは、私たちの現代社会において**狂ってしまったもの**を際立たせて表現しているレメディーと言えましょう。本書の全体を通して述べてきたように、かつて女性は、自分の人生、肉体そして信仰を自らの手で管理していたのですが、次第にその力を失ってしまいました。まず最初に彼女たちの信仰が奪われ、それから彼女たちの治癒能力が尋問され、最後には彼女たちの肉体までもが他人の所有物になってしまいました。女性を支配するために、どのように医療が介入し、そして歪曲された協定が利用されたかを、私たちはみてきました。そして、今世紀に入ってからは、ホルモン治療そして精神科診断がどのように導入され、女性の精神と肉体は本質的に危険であるという考えを女性の頭に植えつけてきたかを、私たちはみてきました。このレメディーは、まさに、ここに述べたことをその特徴として持っています。

最初の外科的卵巣摘出は１８０９年に実施されました。これによって、増加の一途をたどる女性の体調不良への解決策として、切開術の長く残酷な歴史の火ぶたが切られることになったわけです。それからしばらくして、**これはまたなんとありがたいことに**、父なる医師たちは**ホルモン**を発見したのでした。

彼らが見つけたのは、まさに女性を支配するための万能薬でした。こうして彼らは、経口避妊薬を用いて私たちの月経と生殖活動を制御するようになりましたが、これらの避妊薬は、私たちの卵巣の正常な活動を完璧に遮断し、毎月偽りのメッセージを送りながらたぶらかしてきたのです。下垂体、卵巣、視床下部、子宮間の極めて微妙で複雑なパターンがホルモンによって、欺かれ、攪乱されてきたのです。

ここに挙げた生殖周期の図を見れば、エストロゲン、卵胞刺激ホルモン、プロゲステロン、そして黄体形成ホルモンの持つ精妙なリズムがわかると思います。何百万年もの時を費やして

排　卵

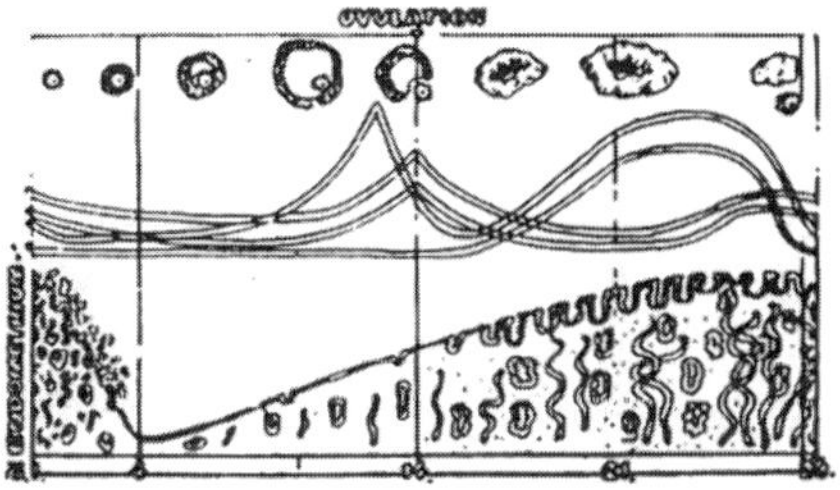

進化してし続けてきたそのリズムは、畏敬の念を起こさせるほどに優雅であります。そのリズムが、今では欺かれ、まるでおもちゃのようにいじくりまわされています。

ところで、**ピル**は今年で35歳の誕生日を迎えました。ピルのおかげで、私たちは妊娠を恐れずにいつでも性交渉を持つことができるわけですが、事実上ピルは、しばしば私たちの月経を終わらせてしまいます。卵がつくられなくなります。そして、排卵できなくなるほどに私たちの生殖能力が弱まると、今度は卵をつくるために、排卵誘発薬を投与されます。彼らは多くの場合、単に自分自身の便宜のために、私たちのおなかの子供をホルモン薬で誘発します。こうして赤ん坊たちは、生まれ出る前にホルモン薬を注入されてしまいます。ピルのパッケージに記載されている使用法を守ろうとしないあまり頭のよくない女性たち――彼らがそうみなした場合――に対して、彼らは恐ろしい副作用を持つデポ・プロベラを注射します――その副作用は壊滅的で、多くの場合、多量の出血と痛みを引き起こします。その後に続くのは、私たちの嘆き悲しみです――彼らはホルモン薬で私たちを不妊にし、今度はホルモン補充療法を大皿に盛り付けて私たちの前に出します——まるでお菓子でもあるかのように。

ホルモンは、胸を膨らませたり、肉付きをよくし、食用肉の生産量を増やす目的で、動物の雌雄両方に投与されます。雌はホルモンで制御されています。ニワトリの場合は排卵によって私たちに卵を提供し、乳牛が毎年出産する子牛への母乳が私たちのミルクとなります。

彼らは殺虫薬にホルモンを加え、私たちが食する穀物や野菜に噴霧します。そして今日、これらのホルモンは私たちの腎臓を通して排出され、飲料水の供給源に戻されています。ロンドンでは、飲料水が私たちの口に入るまでに、最低7回人の腎臓を巡っているため、飲料水の中にホルモンが混じり込み、それを除去するのは不可能となっています。

胎児から老齢期までを支配する、ホルモンによる専制君主制は完成されたわけです。これは私たちの生活の一部であり、未来への脅威であります。若い女性における生殖器系がんの増加は、氷山の一角にすぎません。


彼女は、自分が他の誰かに支配されているように感じます。

彼女は、自分自身のリズムと調和がとれていません。

自分が他の誰かの期待どおりに生きてきたように感じます。

感情的に、または肉体的に略奪されたように感じます。
彼女は、意欲を失い、自分のエネルギー貯蓄量を過大評価します。
自己否定でいっぱいです。
彼女は、救助中毒になり、他人の救助に明け暮れするようになります。
彼女は、やがて自分を枯渇させてしまいます。
彼女は、踏みつけられてもじっと耐えている、ドアマットのようになります。
彼女は、自分が誰か忘れてしまいます。
彼女は、個体性を失ってしまいます。

ここには、カーシノシン（Carcinosin）との極めて強い関連性がみられますが、それは、カーシノシンが指示されながらも効果をもたらさない症例において、フォリキュライナムが役立つことを考えると、別に意外なことではありません。カーシノシンは、悪性乳房腫瘍からの抽出液からつくられますが、それには、言うまでもなくエストロゲンが混入されています。加えてがん細胞というのは、自己同一性を失い、自己を識別する能力、そして自己を他と区別する能力を失った細胞です。これらの細胞は個性を持たない原始細胞に退化しますが、それはフォリキュライナムの症状像そのものであります。

彼女は、自己感覚を失います。
彼女は、人間関係の中に自分自身を完全に見失ってしまうかもしれません。

フォリキュライナムは、意思を取り戻し復元する手助けをします。

私は、ジャーメイン・グリアの本に次の一節を見つけたとき、思わず心が躍りました。というのは、これこそ、フォリキュライナムについて、そして、フォリキュライナムが自我にもたらす影響について、私が長年言い続けてきたことだったからです。

女性の怒りは通常、自己処罰という形で表現される。女性は憤りを内面化するため、それは罪悪感という形をとる。エストロゲン補充治療が人格に及ぼす影響について、今まで行われた検査の中でも最も興味深い結果の一つは…シッフ、レーゲンシュタイン、トゥルキンスキー、そしてライアンにより、１９７９年に出された結論である。

シッフたちの研究チームによる分析調査には、3種類の人格検査法が用いられた。すなわち、クライド式気分チェックリスト、ゴットシャルク－グラゼルテスト、ミネソタ多面人格テストである。これらのテストを用いることで、合計およそ26項目にわたる人格属性検査が行われたが、その中で何らかの変化がみられたのはわずか2項目だけであった。女性はエストロゲンの投与を受けることによって外面上の攻撃性が減少するものの、内面の敵意が増大した。これが何を意味するかに関しては、著者は触れていない。

こうした見解から浮かぶのは、女性の従順性はエストロゲンによって操作されることへの興味深い可能性である。支配的な雄と違い、こうした従順性は、生殖活動においては明らかに必要である。雌ニワトリは、雄ニワトリの前で前かがみの姿勢をとる。また、発情期の雌ネコは、うなじを見せながら雄にすり寄ってくる。一方、発情期にない雌ネコは、うなじを見せるどころか向きを変え、雄ネコに劣らない凶暴性をむきだしにして戦う。よく知られたＨＲＴの「精神的強壮薬」としての効果は、「雌ウシ満足症候群」を誘発することにあるととらえるのは、興味深い考察である。極めてかすかながら、ここに示唆されている(ほのめかされている)のは、女性は、35年間にわたるエストロゲンによる支配の後で、更年期を迎えたときに、あらためて自分自身の怒りと向き合う状況に戻されるということで、それは心地よい思索である。興味深いことに、エストロゲンの補充は、性的交渉を促進するにもかかわらず、失われた性欲が回復されることはない。それにはテストステロンが必要なためであるが、この意味において、エストロゲンは少なくとも御しやすいホルモンであることは明らかである（Greer：135）。

ＨＲＴは私たちを変えてしまいますが、私たちが自分自身を変えることを妨げます。女性が性的、肉体的または心理的な虐待を受けている場合は、それが現在であろうと、または過去のどの時点で起きたかに関わらず、フォリキュライナムが繰り返し浮上します（本人がそれを覚えているいないに関わらず、それが事実でありうるからです）。それが遠い幼少期の出来事で、虐待者が親、または世話をしてくれた親しい人物の場合、その人と深くつながっている場合があります。その人に対して「ノー」と言うことが、決して許されなかったのかもしれません。自分自身の成長の過程を回避してきたのかもしれません。

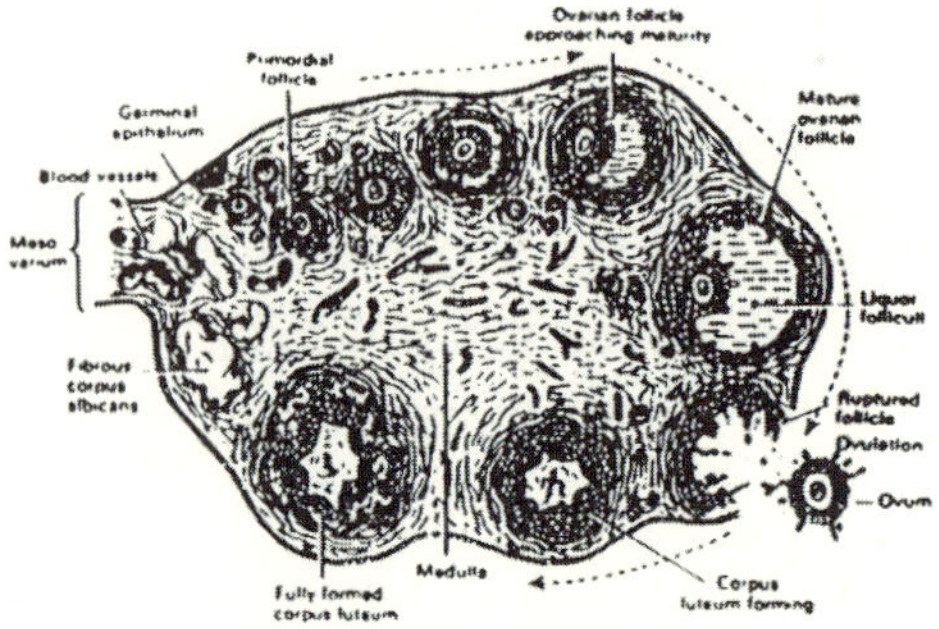

フォリキュライナムはこうした支配を打ち破る手助けをします。フォリキュライナムは、つながりを破壊する者であり、つらい思い出に直面させられたときに、それを乗り越えるための特別な活力を補充してくれます。このレメディーはまた、霊的能力が現れ始め、境界線がわからなくなった人たちに役立ちます。

卵巣というのは、極めて創造性に富んだ臓器であります。生活や活動によって、容易に激昂してしまいます。これが正しく機能しないとき、私たちの創造力が妨げられてしまいます。その働きを妨げているのは、支配的な親や配偶者かもしれません。女性の創造力に対する社会的偏見が、その働きを妨害しているのかもしれません。私たちの生命エネルギーが遮断され、抑圧され、そして欺かれたとき、それはいったいどこに行くのでしょう？ それは病気、うつ、不安、過感受性そして情緒不安定の原因になっていきます。

こうした状態にある女性は、小さなことで取り乱し、すぐ傷つき、自分自身に対して自信が持てなくなります。一人でいることを嫌がり、落ち着きを失い——異常にテンションが上がり——やがてアレルギー症で苦しむようになります。まるでエストロゲンアレルギーであるかのようです。肉体が混乱してしまい、体に滋養をもたらす食物を拒否してしまいます。精神も混乱に陥り、物事を決めることができなくなります。フォリキュライナムは、明晰さを取り戻す手助けをしてくれます。

パニック発作、めまい、失神が起き、攻撃的になり、それから落ち込みが始まります。過食しないにも関わらず体重が増え、月経前には3kgの増加がみられることもあります。強迫性過食に陥り、特に月経前には、激しい大食症になります。この症状は、特に月経前に顕著ですが、いつでも現れる可能性があります。脂肪と水分の両方の滞留がみられます。

本来ならば、卵巣は、正常な生殖機能に必要とされるプロゲストゲンを分泌し、そして副腎からは、最終的にコルチコステロイドとして知られるホルモングループに変換される物質が分泌されます。この化学変換の過程で、プロゲステロンが生成されます。変換の連鎖として、その次には、副腎のプロゲステロンの変換が行われ、最終的には、コルチコステロイドが生成されます。正常な状態にあっては、こうした活動は、下垂体――卵巣――視床下部の性ホルモンサイクルとは何ら直接的な関係を持ちません。しかしながら、黄体から分泌されるプロゲステロンが通常値に達しない場合、体の生殖システムは、副腎系からプロゲステロンを補充します。こうして、体の性ホルモンフィードバックシステムは維持され、月経周期が滞りなく完結されるわけです。これは、ほとんど種の保存が確実に行われるために備えられた、特別なバックアップシステムであります。

というわけで、卵巣からのプロゲステロン分泌不足にもかかわらず、月経周期は絶えることなく続行されますが、これには、副腎からのコルチコステロイド分泌という大きな犠牲が伴います。プロゲステロンの負荷が一定量を超えたときに、こうした生成連鎖は壊れ、その結果、コルチコステロイドの分泌量が減少してしまいます。これこそ、ピルの摂取が副腎皮質を枯渇させる理由であり、私の個人的見解では、後にさまざまな疾患――更年期障害の症状を含む――をもたらす要因に他なりません。

副腎は多種のコルチコステロイドを分泌しますが、これらはおのおの異なった働きを持ちます。一部のコルチコステロイドは体組織中の水分バランスを維持し、細胞のナトリウムとカリウムの値を調整する役目を負い、他の一部はアレルギー反応を阻止する働きをします。また、その他に、血糖値を制御する種類、そして、免疫系反応を活性化する種類も存在します。

ピルから得られる教訓の一つに、平衡失調があります。人為的な周期が生み出されるからです。緊急事態というメッセージが絶えず副腎皮質に送られます。調和のとれた周期にあっては、女性のホルモン変動は1か月を周期に持ちます。ピルは、指定された1日投与量で使用されますが、それは、女性本来の自然のリズムにとっては、全くの異物であります。更年期後の女性は新しいリズムを持つようになります。それは、更年期前のリズムよりひそかであるかもしれませんが、リズムであることに変わりはありません。その女性が、太陽、星、そして月の調べから生まれ出た同じ女性であることに変わりありません。その女性に補充ホルモンを与えることは、彼女と彼女を取り巻く自然との舞いを仮面で覆い、阻止することになってしまいます。彼女は、自分の心が知っていた道から切り離され、自分本来の姿に波長を合わせることができなくなります。間違った音楽に合わせて躍っている操り人形となってしまいます。

フォリキュライナムは、排卵から月経までの症状を持つことで広く知られています。

・あらゆる症状は排卵から月経開始まで悪化。
・あらゆる症状は月経開始で好転。

規則正しい月経周期を持つ女性の場合、これはかなりはっきりとわかりますが、更年期の変化の過程にあっては、ホルモン薬の服用によって、何か月も「停滞していた」月経がもたらされることがあり、こうなると、ＰＭＳ／ＰＭＴが自分の手に負えなくなってしまいます。乳房痛、片頭痛、吐き気と嘔吐が起きたり、カンジダ症状が悪化したりします。純粋な生化学的見地から言うと、こうしたカンジダ症状は、副腎系の機能不全による、体の糖分調整能力の欠如と関連づけられるかもしれません。

患者は砂糖と小麦への渇望を駆り立てられ、腹部膨満感を覚え、腹部のランブル音と発酵で悩まされるようになります。ある患者は、その症状を「ビール腹」のようと訴えました。極めて神経過敏なため、ほんのささいなことに押しつぶされてしまいます。雑音と接触で悪化。極端に落ち着きを失い、実際、休息をとると症状が悪化します。締め切った部屋が耐えられず、まるで蛾が明かりを求めるように、通風路を求めます。症状は暑さで＜＜＜＜（4倍悪化）、そして新鮮な空気で＞＞＞＞＞（5倍好転）します。

このレメディーの持つ卵巣と子宮への親和性は極めて強く、私はそれを、卵巣嚢胞、月経間期の出血、無排卵による激しい出血に観察したことがあります。卵巣に、差し込むような激しいしくしくする痛みがみられることもあります。

このレメディーが持つ他の症状からいくつかを挙げると‥

・性欲が極めて弱い、または、非常に強い。

・めそめそし、落ち込む。
・過活発。
・優柔不断。
・パニック発作がみられる。
・攻撃性から無感情まで激しい感情の起伏がみられる。
・雑音、接触、熱さに耐えられない。

月経の症状

・月経痛が主に卵巣にみられる。
・遷延性の激しい出血。
・鮮紅色の血液と茶褐色の凝血塊。
・月経周期に関するあらゆる問題、短すぎる、長すぎる、または皆無。

更年期の症状

・不規則な月経。

・出血。
・ほてり。
・過活動：休息によって悪化（暑苦しい、落ち着かない）。
・寝汗。
・空気飢餓感。
・めまいと失神。
・腹部重圧感。
・子宮筋腫
・無排卵性月経＊。
・腟の乾燥。
・動作緩慢と現実離れした思考。
・雑音、熱、接触への過敏症。

加えてこのレメディーは、言うまでもなく子宮摘出からもたらされるあらゆる症状にも効果がありますが、これらの症状は外傷性そして早発性の更年期障害とも言えます。

次に挙げるのは、フォリキュライナムの治癒効果が観察された臨床的適応のリストです。

・性的、身体的そして精神的虐待歴。
・慢性疲労症候群：全体像から考察した場合、これは明らかに納得がいきます。
・子宮筋腫：フォリキュライナムは、筋腫収縮時に月経周期の調整を支援します。
　子宮筋腫には、多くの場合、多量の出血を伴う頻発月経がみられることを考えると、これは極めて重要なポイントとなります。
・レイノー病：一種の血管障害で、手指が冷たくなり、麻痺し、思うように動かなくなります。考えただけで身震いしてしまいますが、対症療法では、この治療に経口避妊薬を使用してきました。血管障害がある場合のピルの投与は、血栓症をもたらす危険があることは、私たちのほとんどが知っている事実であります。
・狭心症、心悸亢進、頻拍、および、その他の心臓異常。

フォリキュライナムが摂食障害に効果をもたらすことは、このレメディーの精神像を考えた場合、驚くにはあたりません。自己に滋養をもたらす物質を拒絶することによる自虐です。自己否定であります。

他にみられる極めて興味深い関連性は、産後うつ病、赤ん坊や子供たちとの絆の形成困難、そして子供たちが母親から離れることができないことにみられますが、これらはすべて不安定なつながりに原因があります。自分の子供が生まれるとき、それは、癒されないまま過去から引きずってきた私たちの痛みを痛烈に思い起こさせます。子供にとっては、母親との関係が十分に安定していない場合、もしくは結びつきが強すぎると、別離の恐怖は痛烈すぎて考えることさえ耐えられません。

下に挙げたリストは、上記以外の症状において私がフォリキュライナムを使用した症例を網羅したものです。これから、フォリキュライナムのレメディーがいかに汎用性を持つかがわかると思います。加えて、これらの症状は一部の有害ホルモンの乱用に起因することも理解できると思います。

・若年性痤瘡。
・ホルモン薬、特にピルの乱用による持続的不調。
・カーシノシンが指示されていながら、効き目がない場合。

・患者が枯渇している場合。
・月経前症候群。
・閉経前と閉経後。
・子宮摘出または卵巣摘出の後。
・子宮内膜症。
・骨盤内炎症性疾患。
・不妊症。
・膣痙。
・アレルギー。
・虐待関係からの離脱困難。
・皮膚発疹と顔面紅潮
・パニック発作。
・カンジダ関連疾患。
・再発性膀胱炎（大腸菌感染）。
・打撲傷ができやすい。

・脱毛症。
・無排卵性出血＊。
・多嚢胞性卵巣。

＊無排卵性月経および無排卵性出血、または古い文献の中では、folliculaemia、hyperfolliculinaemiaまたはhyperestrogenaemiaと呼ばれるこの疾患は、単なるエストロゲンの過剰分泌にすぎません。エストロゲンが、月経周期の半分の間分泌されても、排卵が起きないため、十分なプロゲストゲンが生産されません。月経が2週間ごとに来たり、遅れたり、また数回来なかったりします。出血量は通常より多いこともあります――無排卵性月経の一つの特徴です。こうした症状は、更年期、または多嚢胞性卵巣のような卵巣異常においてみられます。また、子宮内膜症の場合にみられることもあります。
ところで、ダナゾールは事実上、あらゆる下垂体ホルモンの分泌を抑制してしまいます！ダナゾールはまた、いわゆる医師たちが言うところの――良性乳腺疾患、および性的早熟の治療にも使用されます。伝統的治療法ではダナゾールが使用されます。

私が発見したフォリキュラライナムの最適使用期は、月経周期の10～14日目までです（もちろん、これが常に正しいわけではありません。子供や男性は含まれませんし、排卵のない無月経、もちろん閉経後の女性には当てはまりません）。私は、このレメディーを月経の前――通常、5日間くらい前――に投与してきました。リー・デ・マトスは、同じレメディーでも、ポーテンシーによって全く異なる効果をもたらすことを発見していますが、私自身の体験からも、これは事実であると言えます。3Xや4Cは月経を促進し、また生じさせることもできますが、7Cは均衡薬として働きかけ、9Cは極度の頻発月経がみられる場合の月経遅延薬としての働きを持ちます。フォリキュライナムの反復使用を戒める神話が存在しますが、私は気に留めていません。毎月、繰り返し投与したこともありますし、また5夜連続で投与したこともあります。また、その他にもさまざまな形での反復使用をしています。これは、他のレメディーにも同様に言えることですが、レメディー使用にあたっては、創造的であることが大事です。私は、今までフォリキュライナムを3Cから10Mまでの幅広い形で利用してきました。

私は、HRT（ホルモン補充療法）を受けてきた女性たちが、それを中止するときに、そして、経口避妊薬という化学的去勢を受けてきた女性たちが、それから退こうとしているときに、彼女たちが自分自身の調和したリズムを取り戻すための手助けとして、このレメディーを使用してきました。

関連レメディー

フォリキュライナムに関連する他のいくつかのレメディーは：

Sepia（シーピア）：極めて類似しているが、月経治療においては、フォリキュライナムの方が強力。

Pulsatila（ポースティーラ）：相違点は、フォリキュライナムが接触に耐えられないこと。

Lachesis（ラカシス）：ラカシスが枯渇させるのに対し、フォリキュライナムは枯渇させられる。

Zincum（ジンカム）：多くの類似点を持つが、ジンカムは強い圧迫と、暖かい空気で症状が好転。

Thyroidinum（サイロイダイナム）：サイロイダイナムは、ホルモン治療後、特にダナゾールの使用後に勧められるレメディーである。フォリキュライナムとの類似点は、ほてりや空気飢餓感、月経前の症状の悪化、エネルギー不足、代謝障害、食事の量と無関係の体重増加。サイロイダイナムは、子宮筋腫治療レメディーの一つに考慮するとよい。また、言うまでもなく、更年期障害の定番レメディーでもある。

Hypothalamus（ハイポサラマス）：食欲関係の問題に効果がある点でフォリキュライナムと類似。

Aristolochiaclematis（アリストロキア）：ピルからもたらされる症状、再発性膀胱炎。

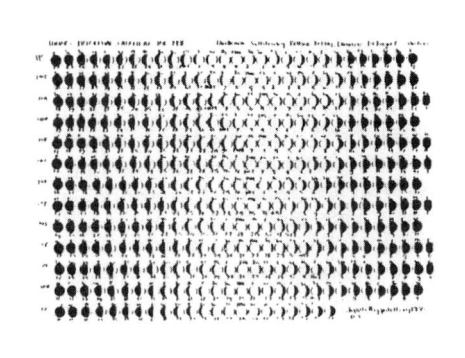

Nat-mur.（ネイチュミュア）：月経の循環と周期の再設定。
Luna（ルーナ）：社会、そしてその流れからの逸脱。
その他：スタッフィサグリア(Staph.)、カーシノシン(Carc.)、
スーヤ（Thuj.)、ラックヒューマナム（Lac-h.)。

学生時代、私はレメディーと月との関連性について論文を書こうとしたことがありました。というわけで、上に紹介した月経太陰暦は私がほぼ12年くらい前から使用してきたものです。患者に表を渡し、それに症状を書き込んでもらっていました。現在でもいまだこれを使用していますが、驚くほど役に立ちます。使い始めるうちに、そこからありとあらゆる種類の興味深いパターンが浮かび上がってきました。それからまもなく、彼女たちの多くが排卵と月経の間に何らかの症状を現すこと、そして、こうした女性のほとんどがある時期にピルを使用していたことが明らかになりました。そして新

たに浮かび上がった別の驚くべき事実は、ピルを使用したことのない若い女性の間にもこうした問題がみられましたが、彼女たちの母親が彼女たちを妊娠する前にピルを使用していたことがわかったのです。思えば、ピルが解禁になってからすでに30年以上たっています。当初、私はこれをメドライナム（Medorrhinum）の症状像とばかり思い違いしていました。すなわち性的早熟、尿路感染、泌尿器感染、現実離れした所作などから。しかしながら、フォリキュライナムの症状像への理解が深まるにつれ、これらの原因はホルモンの乱用にあるのではないかと思い始めました。

私は、このレメディーを10代の少女と少年たちに使用したことがあります。枯渇し、鈍く、自己との同一感を持つことができない。60年代に生まれた子供たちは、やや浮世離れしたところがあるが、それは彼らの親世代に麻薬が流行していたためであるという話を聞いたことがあります。ところが実際には、ハッシュやマリファナを「していた」女性人口より、ピルを「していた」女性人口の方がはるかに多かったのです（この国のピル解禁は１９６０年の6月でしたが、その前の3年間、プエル・トリコの女性を対象に、行き当たりばったりの試験が実施されただけでした）。

調査によると、ピル使用をやめてから3か月以内に妊娠した女性の流産/中絶胎児には、珍しいタイプの染色体異常が増加していたことが報告されています。

新しい患者を引き受けるときには、最初のケーステイキング時に、こうした過去の経歴を聞くことが重要です。私は、ピルによる遺伝的被害の証拠が増えつつあることを憂慮する者です。

この他に、ホルモン乱用による遺伝的疾患への関連性として、ジエスチルスチルベストロールまたはDESと呼ばれる薬剤の使用が挙げられます。DESは人工エストロゲンの一種です（前章を参照）。遺伝的疾患としてのがんは、早ければ、8歳で発病することもあるとは言え、多くの場合、こうした女性が、多量のホルモンを浴びなければ（すなわち、ピルや他のホルモン治療）発病することはないのです（おそらく、後天的マヤズムが遺伝的マヤズムを誘発するのでは？）。

DES使用歴を持つ女性における、乳がんの発病率の急増、そして、子宮頸部形成異常は5倍にまで増えることを示す証言は、ますます多くなっています。

がん未発病の人たちの間でも、高い比率で、通常、口腔内にしか見られない腺性組織が腟に発見されたことが報告されていますが、これは識別混乱から起こる問題であります。

こうした女性たちには、不全頸管——時期尚早の頸管拡張を引き起こし、流産をもたらす

——、高い確率の月経困難症、妊娠率の低下を含む、あらゆる種類の異変が起こりえます。昨今では、男児においても、生殖器異常が観察されています。小精巣、不妊、生殖能力の低下、そして、DES歴を持つ男性の実に40%に、精子数の低下や、奇形精子が観察されました。

「性交後避妊薬」はDESからつくられています。避妊効果が実証されていないにもかかわらず、現在でもかなり自由に処方されています。DESの大量投与は、食肉処理前の家畜を太らせる目的で行われていました。また、現在でも出産後の女性の断乳に使用されています。

ということは、これら2つの事実からだけでも、DES使用歴を持つ女性、男性、そして妊娠前にピル使用の経歴を持つ母親から生まれた子供たちのことを考えると、現在私たちが直面している問題の恐ろしさが浮き彫りにされます。私たちの生殖能力が危機に瀕しているのです——ましてや、健康は言うまでもなく。更年期を通して進化する女性にとって、こうしたホルモン使用のすべてが、肉体との不協和音を奏でるものであり、彼女たちの旅路をさらに困難にしてしまったのです。

私がホメオパシーをこれほどまでに好む理由の一つはここにあります：ホメオパシーは、合成エストロゲンのあらゆる有害性を転換し、それを有効な方法で用いることを可能にしてくれます。あたかも私たちが、それを比喩として用いることができるかのようです：私たちの母を通して、母のそのまた母につながり、さらに、その母を通して、原初の揺るぎない自分に、そこから、崇拝されていた母の存在に、そして、ついには偉大なる女神にたどり着くために。これを通して、私たちは純粋な女性らしさにつながり、その旋律に自分を共振させることができるのです。それは、いまだかつて誰にも汚されたことのない女性らしさであり、すべての人間の中に存在する純粋で創造的な可能性に他なりません。

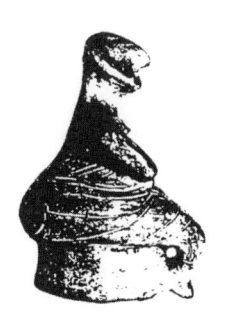

曾祖母ルーシーの骨

博物館で一般公開されていた
あなたを見て
私は驚きのあまり呆然としてしまいました。
そこに
あなたは

あたかも預言者の前兆であるかのように
扇形に
横たわっていました。

私の中には
あなたの魂のかけらが、いまだに存在しています。
そして、あなたの後に続いた
ホモ科のすべての存在の一人ひとりの中にも。
あなたは、砂の上に小さな足跡を残していかれました。

あなたの骨には
いまだにカルシウムが存在します。
あなたは小柄で、
背丈はせいぜい3フィート、

体重もおそらく60パウンドほどと
思われるのに、
あなたの骨は
たくましかった。
あなたの骨は
350万年もの長い時を
生き延びてきました。

老婦人の強靭な骨、
化石化した石骨。

あなたの骨のその一部、
そこから私の細胞が進化した。
それは、幾世代にもわたって
らせん状に受け継がれてきたのです。

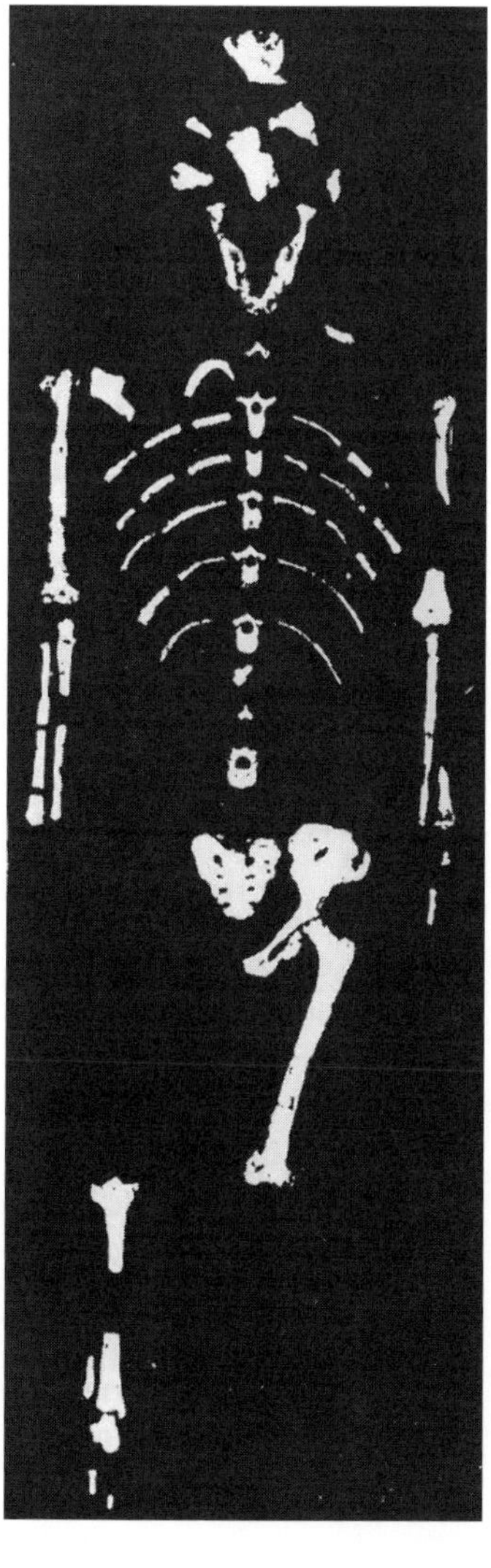

だから、
私の魂の中には、
あなたの存在の最も大事な部分の
ひとかけらが
疑いもなく
存在しているのです。

第5章
骨よ、骨よ、カラカラの骨よ

骨は内側からボロボロになっていくと言われると、何かしらぞっとします。私はかつて、女性たちが自分の骨をどう考えているかについて、一連のインタービューを実施したことがあります。そして、彼女たちのほとんどが、自分が死んで、この世から消滅した後でも、自分の骨は長く残るはずと信じていたことを思い出します。「骨というのは、私の支柱であり、私を支えている組織です」と言いながら。

ＨＲＴの恐ろしい点の一つは、使用を中止するとカルシウム値の急激な低下が生じ、それが骨量の減少に拍車をかけてしまうことで、このため、一度ＨＲＴを始めた人は、「おそらく」一生それを続けなければならないことです。

私たちの体は２０６本の骨を持ちます。非常に古い信仰では、人間は種骨から自分自身を再生することができると信じられていましたが、この種骨とは、おそらく仙骨または尾骨を意味したのでしょう。

数年前までは、異常な骨の劣化を患う一部の不運な人々を除いては、誰も骨粗しょう症のことなど聞いたこともありませんでした。ある程度の骨のもろさは20代の半ばから始まり、70代の半ばから後半に急速に進みます。最も影響を受けやすいのは、白人のやせた女性です。劣化が進むと、病気が現れ始めます。

これが、私たちの「文明」病であることは、疑いを持ちません。運動不足でアルコール過剰、人工的な明かりで照らされ、人工的な空調設備のある建物の中に住み、そして仕事をします。薬剤の過剰摂取に砂糖の過剰摂取、そしてカフェインの過剰摂取。私たちは加工食品を取り入れ、今度はそれを体から一掃するために下剤を使用します。汚染された水を飲み、汚染された空気を吸い、自然から切り離された人生を生きています。細いことを美の象徴とし、病気になるまで体を飢えさせます。

もしあなたが、細い体ときゃしゃな骨格を持ち、先祖が北ヨーロッパ、イギリス諸島、中国、日本、イヌイットの場合、骨粗しょう症を患う可能性は高くなり、もし、肉付きがよく、頑丈な骨格を持ち、先祖がアフリカ、地中海沿岸諸国、もともとオーストラリアで暮らしていた人々であれば、その可能性は小さくなります。発病は、通常70代に入ってからです。

骨粗しょう症は次第に増えているとはいえ、こうした症状がみられるのは、いまだほんの一握りの女性です。薬剤貴族たちの話に耳を傾けるならば、骨粗しょう症は避けられないと信じてしまうでしょう。でも、そうではありません。私たちは、更年期は病気の一種であり、骨粗しょう症はそうではないと信じ込まされていますが、真実はその逆であります。骨粗しょう症とは病気の一つであり、不可避なものでもなければ、自然な老化現象でもありません。私たちは、それは再生不能であると教え込まれていますが、そうではありません。

医薬品業界が私たちに植えつけてきたイメージは、私たちは老いると皆、顔がほとんど床に着くほどに背骨が曲がってしまい、骨を少しずつ後ろに落としながら（失いながら）、老年期をはいつくばって生きていく、というものです。

私は、女性の——若い女性も年取った女性も——骨がもろくなる事実を軽んじているつもりはありません。これは深刻な問題であり、対処が必要です。しかしながら、私は、こうした調査がその調査結果に財政投資を行う人たちの手によってではなく、むしろ、私たちの社会が活動的で有能な高齢女性を必要としていることを真剣に受け止められる人々の手によって実施されることを願う者です。そうすることによって、おそらく、かなり正確で偏見のない回答が得られると思われます。

骨組織は私たちのカルシウムの貯蔵所であり、血液中のカルシウム値維持のために必要とされるカルシウム量がここから持ちだされ、また余剰分はそこに持ち込まれます。血液中のカルシウム不足は、筋肉の痙攣や不整脈を招くことがあります。平衡値にあるときは、心収縮力を促進し、脳機能を高めます。骨は力強い体組織であり、絶えず壊され、再形成されています。共食性で骨をむさぼる細胞は破骨細胞と呼ばれ、骨組織を破壊し、空洞をつくり出します。そうすると、骨芽細胞がこれらの空洞を新しい骨組織で補てんします。どういった理由によるのか明らかにされていませんが、30歳から40歳までの間に、骨をむさぼる細胞と生み出す細胞の数に変化がみられ、前者の数が後者のそれを上回ります。これは、別に機能不全というわけではなく、体がその活力を蓄えるための一つの手段なのです。体は、それが必要としないものを形成するためにエネルギーの無駄遣いをしないということです。体がカルシウム不足に陥ったときは、重要臓器への供給が優先されるため、骨が犠牲になります。おそらく、こうした体の賢い戦略によって、私たちの初期の祖先は大飢饉の時を生き延びられたものと思われます。

カルシウム値の変化、そして変化の頻度には、個人の生活スタイルが大きく関与します。低い骨密度をもたらす大きな原因は、長期にわたるカルシウム欠乏です。カルシウム吸収は（他の必須ミネラルそしてビタミンDとともに）小腸を通して行われます。現代の私たちの生活スタイルは多くの点で、体の適切なカルシウム維持に悪影響をもたらしています。

昔は、田舎に住む女性たちは、エルダーベリー、コンフリー、ノコギリソウそしてイラクサやタンポポをワインやビールに漬けたものを飲むことで、カルシウム、シリカ、そしてその他の骨形成要素をとっていましたが、こうしたやり方は、植物栄養素を摂取するための伝統的な方法でありました。

現在知られている骨粗しょう症の原因

次に挙げるリストから、最もよく知られている原因は医原性であり、予防可能であることに気づかれると思います。

・一定期間にわたる（数年間）カルシウムの摂取不足
・腸からのカルシウム吸収不可能
・ビタミンD欠乏

・激しい潰瘍、または胃や腸の部分摘出
・長期の下剤使用
・貧困、摂食障害そしてダイエットによる飢餓期
・利尿薬、制酸薬、抗凝固薬、および／または、てんかんへの抗痙攣薬の長期使用
・甲状腺機能亢進症、腎臓疾患
・放射線療法と化学療法
・カルシウムとリンの不均衡
・関節リウマチと喘息へのステロイド薬の使用からもたらされるクッシング症候群
（ピルとＨＲＴはステロイド薬）
・デポ・ボロベラその他のプロゲストゲン薬
・運動不足
・動物性タンパク質、砂糖、アルコール、カフェインを多く含む食生活
・喫煙
・蛍光灯
・ストレス値が高い

・早い初潮
・子宮内膜炎の病歴
・更年期前／後の卵巣の非存在
・子宮摘出後または閉経後のホルモン値の低下
・いまだ明らかになっていないその他の要因
（ホルモンレベル低下の原因として公表されているのが更年期だけというのは、何ともおかしな話です）

食事療法と痩身療法に潜む危険

痩身ダイエットの危険に最もさらされやすいのは、10代の少女たちです。推定によると、12～14歳までの少女たちへの500mgのカルシウム補給は、彼女たちの骨増量率を20％まで高め、これをわずか4年間続けただけで、生涯における骨粗しょう症への危険率を50％減らすことができます。しかし、この年齢は、少女たちが痩身療法やダイエットのために、ジャンクフードを食べたり、ダイエット清涼飲用水を飲んだりする時期だったり、または貧困から十分に栄養を与えられない時だったりします。

ストレス

高いアドレナリン値は骨の溶解に影響を及ぼすことがあります。これも生存という目的のために生じることで、体は緊急時に余剰エネルギーが使えるようにしておくのです。私たちの体は、驚異的とも言える複合組織体であり、そこではさまざまな組織が見事に絡み合い、相互依存しながら体を存続させています。私たちの高ストレス値もまた、こうした働きに余分な負担をかける原因の一つとなります。

ビタミンD

ビタミンDの介在なしにカルシウムが吸収されることはありません。補充として、毎日200IUの摂取が勧められます。過剰摂取は、実際、骨からカルシウムを抜き出すという逆効果をもたらすこともあります。

ビタミンA

ビタミンAの多量摂取をしている女性に警告したいのは、そうすることによって、彼女たちは、骨量の減少を促しているということです。

これは、他の多くの薬剤についても同じで、降圧薬や心臓薬もしばしば、骨量減少の原因となります。

ダイエット（食事療法）

高動物性タンパク、特にリン含有率の高い赤身肉を含む食事療法は、塩やコーヒーの過剰摂取と同様に、カルシウムの排出を助長してしまいます。食事のときにアルコールを飲むと、カルシウムの吸収を妨げてしまいますが、これは、多量の繊維質をカルシウム源と一緒にとった場合も同様です。ふすまの大量摂取があまり好ましくないのは、それに含まれるフィチン酸がカルシウムと結合し、体のカルシウム吸収を妨げてしまうからです。チョコレートは、カルシウム吸収を妨げます。

ホウレンソウまたは他の緑黄色野菜1カップ量には、コップ1杯の牛乳と同量のカルシウムが含まれますが、ホウレンソウ、そしてシュウ酸を含む他の緑黄色野菜の過剰摂取もまたカルシウムの吸収を妨げてしまうことがあります。要するに、節度をわきまえることが大切です。よいものでも、とりすぎは要注意で、必ずしもよい結果をもたらすとは限りません。

ところで、海草には、牛乳の8〜14倍のカルシウムが含まれます。

こうした非乳製品、非動物食品群１００g中のカルシウム値を国際単位で示すと、次のようになります：

ゴマ種子――１１６０
イナゴマメ粉（キャロブ）――３５２
パセリ――２６０
アーモンド――２４５
乾燥イチジク――２４０
ケールキャベツ――２００
ブラジルナッツ――１８０
インゲン豆――１４６
ブロッコリー――１２３
豆腐――１２０
ルバーブの煮込み――１００

適切な量のタンパク質、カルシウム、マグネシウム、リン、ビタミンC、ビタミンD、そして運動、コーヒーなしで、少量のアルコール——こうした食生活は、骨粗しょう症予防に大きな効果をもたらします。食事は朝や昼に多めに、そして夜は少なめにするのも役に立ちます。アルコールは、閉経後に分泌されるわずかなエストロゲンを燃焼させてしまい、カルシウムの新陳代謝に影響を与えます。コーヒーと塩分は、体内からカルシウムを排出させてしまう原因になります。コーヒー、塩分、アルコールを断つ方が、HRT治療を受けるより、賢い選択に思えます。大量のカルシウムを補充しながら、一方でこうした食品を含む食事療法を続けることは、骨再吸収を防ぐというより、むしろ腎臓結石の原因をつくるように思えます。

もっと新鮮な食物の量を増やし、肉を減らし、砂糖、コーヒーはとらずに、アルコールはごく少量にするべきです。

たばこは骨量の減少を促すので、やめるべきです。もっとも、あなたの骨がボロボロになる前に、たばこの有害物質で死んでしまうかもしれませんが。

カルシウムの補給

更年期には、尿中カルシウムの著しい増加がみられます。これへの解決法は、カルシウムの補給を増やすことではなく、その損失や排出を防ぐことにあります。補給に関しての実用的な資料を、ここにいくつか述べてみました。

更年期にある女性へのカルシウムの推奨投与量は、1日に1000〜1500mg。

炭酸カルシウムは、吸収されにくい。高齢の女性は胃酸の量が少なくなりがちである。キレートカルシウムやホウ酸カルシウムは、消化しやすいが値段が高い。

カキの殻は、炭酸カルシウム、リン酸カルシウム、マグネシウム、アルミニウム、酸化鉄を含有する。胃に優しい食物と一緒にとることが推奨される。

「微結晶ヒドロキシアパタイトコンセントレート」という新製品が出ているが、これは骨の中に発見されたタンパク質／カルシウム基質である。

ホウ素は、カルシウム吸収を促進することが明らかにされた。微量のフッ化物によって、骨分解を抑制することができる。

サプリメントの摂取は、骨量減少のピーク時である夜間が望ましい。フッ化物は吸収を妨げる可能性があるので、それとの同時併用は避けること。飲料水が高値のフッ化物や鉄分を含む場合は、浄水器を使用すること。

甲状腺機能亢進症、高カルシウム尿（尿中の過剰カルシウム）を患う女性、または腎臓結石の病歴を持つ女性は、サプリメントを避けるべきである（Littleton：6）。

骨量の減少が大きく憂慮される場合は、体が変化の過程にある間、新しい状態に慣れるまで、サプリメントと同時にティシュソルト（生命組織塩）のカルクフロアーを毎日とるとよい。

最良のホメオパシー治療は根本体質治療であり、レパートリーには骨粗しょう症のdis-ease(安らぎを欠く）症状のルーブリックが設けられ、それに対応するレメディーが紹介されています。

ケントのレメディーは：総体的症状――もろい骨：カルカーブ(Calc.)、シンファイタム(Symph.)

その他のレメディーには：ディスコー(Dys-co.)、モーガン(Morgan)、ルータ(Ruta)

運動

骨粗しょう症は回復不可能の病ではありません。運動は骨に刺激を与え、骨の肥厚に役立ちます。骨に密着している筋肉が引っ張られたり、収縮すると、骨組織の密度が高まります。一方、筋肉が十分に使われずにいると、骨はそれ自身の組織を分解し始めます。

ウィスコンシン大学のエベレット・スミス博士によって、老人ホームの平均年齢80歳の女性グループを対象に、ある調査が実施された。博士はまず最初に、レントゲンを使ってグループの女性たちの骨のサイズとカルシウム値を検査し、それから被験者を3つのグループに分けた。最初のグループには、30分間の腕と脚の運動を1週間に3回させた(彼女たちは座り切りであった)。2番目のグループには追加カルシウムを投与し、3番目のグループには何もしなかった。3番目のグループからは、3年以内に骨カルシウムが失われてしまった。他の2つのグループにおいては、骨量の増加がみられ、運動したグループに最も高い骨量増加が観察された（Black：59）。

というわけで、運動は骨中のカルシウムを増やします。私たちが運動しないでいると、体の方が、もはや骨量を保持する必要がないと解釈するのだと思います。これは、座姿勢が多い私たちの生活スタイルこそが、骨粗しょう症をもたらす大きな原因であることをはっきりと示しています。運動は、骨粗しょう症に対する最大の防御です。30分間の歩行を1週間に3回実践するだけで、予防に大きな効果をもたらします。気攻、ヨガ、太極拳、穏やかなエアロビクス、歩行、瞑想、ダンス、縄跳び、笑うこと、遊技は、すべて良薬であります。

長広舌

あなた方は、私のことを不完全だと言う。
それは、私が不能で、平均以下で、まともではないという意味ですか？
十分な説明を受け、よく考えたうえで選択しなさい、とあなた方は言う。

老後をどのように過ごしたいか選びなさい。がん？　骨折？　発狂、それとも精神錯乱？　これに比べれば、正直なところ、心臓発作が素晴らしく思えてしまう。

あなた方は避妊ピルを使い、医学的に私を去勢してしまった。

老いることは病気であると言うホラー映画のイメージを私の前にちらつかせ、私が自分のパワーを使えないようにしてきた。

あなた方は子宮摘出をすると私を脅かし、ほとんど死ぬほど私を怖がらせた。そして今度はこう言う。「いいから黙ってこの小さな錠剤をとりなさい。そうすれば、しわのない体と秩序正しい月経が維持できるし、従順で穏やかでいられるのだから」。でも私は、また生理用ナプキンを買いに行くよりは、無秩序でいる方がいいのですが。

あなた方は私の臓器を取り去り、私の女性らしさを化学薬品に置き換える。私たちはデザイナーブランド女。もはや感情の高まりに煩わされることもないし、更年期障害さえない。私の生殖器官は機能不全で、あの小さな錠剤や小さなピンクのパッチがなければ、おそらく私は狂ってしまうと、あなた方は言う。それにしても、これらの錠剤がいつもピンクなのは、女性は皆甘っちょろいピンクだと、彼らが思っているせい？　たまには、黒の錠剤や茶色や濃い紫色とかはどうでしょう？　オリーブ色やクルミのような赤褐色は？　青や緑は？　パッチだって、虹色とか香料入りにしてみたらいかが？　もし私をデザインし直すつもりなら、後生だから、もう少しおしゃれなものにして。

十分な説明を受け、よく考えたうえでの選択（インフォームドチョイス）というより、未熟な選択（アンフォームドチョイス）と言った方が的を射ているかも。親愛なる殿方、あなた方のお好みはどの毒？　医者が一番よく知っているはず。それでは、あなた方は、老後に備えてという名目で、私に値段交渉を持ちかけ、物々交換で手を打たせるつもりね。今日の鷹狩りには、どの薬を使うおつもり？　あなた方は甘ったるくねちねちした言葉で、自分のデザイナーブランド薬を試すように脅す。今日の売り物は何？　マーケットには何が出ていますか？　すべてのサービスがついた乳がん？　それとも、おそらくただの定期検診？　私をあおむけに寝かせ、私の子宮から貴重な細胞をえぐるのでしょう？　それとも私の乳房を押しつぶして、薄くて小さなクレープのようにするおつもり？　ちょうどあなた方が私の可能性を押しつぶそうとするように？

今日、私にお勧めのメニューは何でしょう？　私のおなかの中に小さな丸薬がある。それはあなた方が、ネジのように私を巻きあげたり緩めたりするため、そしてヨーヨーのように私を楽しむため。

私はＨＲＴの有力候補と、あなた方は言う。候補者？　誰が、そんな名誉ある立場に私を推薦したのでしょう？　診察室に行くよう、私に投票したのは誰なのでしょう？

あなた方は、薬物貴族、骨を挽く人。あなたたちは、廃品業者、ドクロ印を掲げ、ステロイドのついた外科用メスと吸血ヒルを手にして、十字軍に参加する。今度は私の骨の髄までしゃぶるために。

あなた方は、私の祖母を拷問し、私の曾祖母を焼き殺し、私の原初の母なる存在の神聖を否定した人たちの子孫。そのときの騒乱は私の遺伝子に刻まれ、そのために私はいまだに苦しみ続けるのです。

今、その傷をしっかりと見て、「もうたくさん！」、「もう結構！」と言う時期が訪れた。私はあなた方の薬剤を持たずに自分の道を歩むつもりだし、女性らしさに関するあなた方の定義づけなど私には必要ない。私が倒れたとしたら、それは、私の旅が終わったためで、別にあなた方の総大司教の薬剤をとらなかったせいではありません。その時が来ても、あなた方に私の面倒を見てほしいとは思わない。私は自分自身の道を歩みます。自分自身から十分な説明を受け、自分自身でよく考えた上で。

ああ、それから最後に一言。私はできるだけ無秩序で、不名誉な道を歩むつもりなので。

Sepia（シーピア）

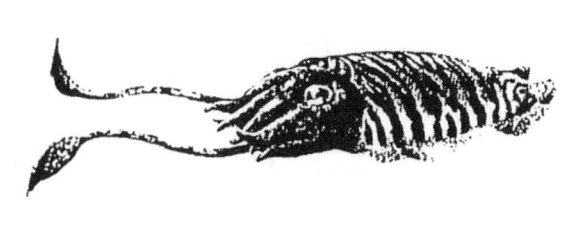

私たちは、自分の未来に対する固定観念を変える必要があります。未来に待ち構えている恐ろしいストーリーを心に抱きながら、どのようにして、意欲を持って前進できるでしょう。私たちは、自分自身のために、自分の未来を描き直し、再定義する必要があるのです。

シーピアは、誤って位置づけされた女性を象徴するレメディーです。コウイカの墨からつくられますが、イカは美しい生き物です。彼らは外殻を持たないため極めて攻撃を受けやすく、襲われると茶色がかった黒い墨を噴出し、ほとんど稲妻のような速さで逃げ去ります。縞状に神経が張りめぐらされた筋肉は驚異的なスピードの収縮力を持ち、これによって、彼らはジェット推進力で、いきなり水中を猛進することができるのです。

シーピアの特徴

やつれ切って疲弊している。たるみとクマ。境界線を維持することができない。落ち込み。人のいる所では安全と思えず、家族、恋人、伴侶などの最も近しい人たちから疎外されたように感じます。親密さに脅威を抱く一方、独りになることをひどく怖がります。逃げ出したいという強烈な渇望があるため、それが何であれ、縛りつけられると症状が悪化します。まるで網にかかった魚のようです。こうした症状像は、大きなトラウマ（いら立ち）の後で現れたり、ホルモン的要因——例えば中絶、流産、出産、激しい月経、性交、特に自分が望まない性交——によって起きることがあります。この像が表出する原因として、私たち女性という存在の本質が絶えず曲解されてきた事実が挙げられると思います。シーピアの人は極度の不安に襲われる場合があり、こうなると事実上、完全なノイローゼ患者にしか見えません。接触やにおいに極度に敏感です。通常の有能な姿はどこにも見られず、生きることへの興味をなくしてしまいます。あまりに枯渇してしまい、誰に対しても好意を示すことができなくなります。あらゆることが骨の折れる仕事のように感じられます。物事に関わりたがりません。することが山積みになっているのに、必要最小限のこと以外は何もしません。彼女たちは、こうした無気力から抜け出すための刺激を必要とします。ビクトリア朝時代、エマ・ウォード医師は次のように

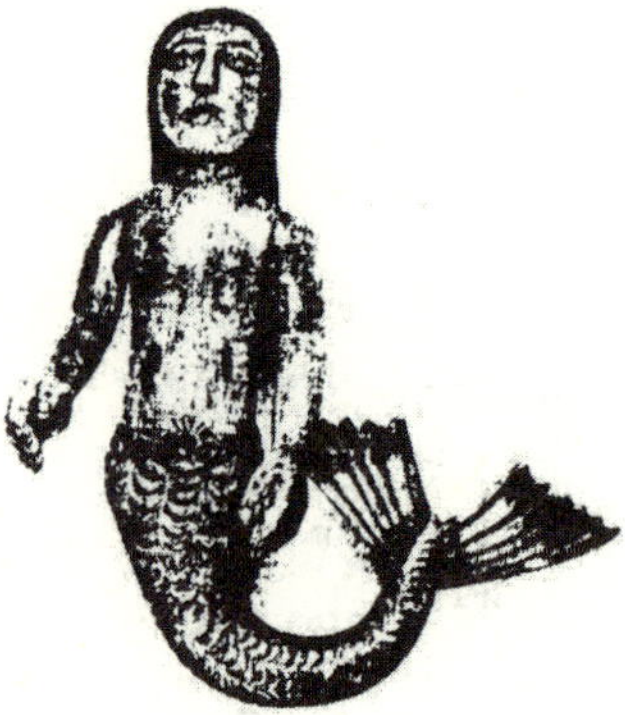

警告しました。「ダンス、運動、不適切な服装や教育の有害な影響は、更年期を迎えるまでは表出しない。しかし更年期という危険な時期にあって予備の活力が必要とされるとき、こうした女性たちは、それを持っていないことに気づく」。ウォード医師はまた、避妊や中絶に関しても警告を発しています。

シーピアの人にとって、ダンスやジョギングはとても心地よいものです――ただし、それがきちんとできればの話ですが。こうしたことから、シーピアの症状はじっとしていると悪化することがわかると思います。これは、彼女たちが水生の存在であることによります。あらゆるレメディーの中でも、人魚の性質に最も近いのはこのレメディーでしょう。

シーピアの人は自分の環境から疎外された感じを持ちますが、私たちもまた、女性であることによって社会の構成要素から「外されて」います。なぜなら世界にはあまりに多くの火と空気が存在するからであり、私たち女性は人魚と同様に水生の生き物だからです。

シーピアは私たち女性の比喩で、水から上げられた魚が、男性によって定義づけられた社会の中で、自分に合わない環境の中で、生き延びようとあえいでいる姿を表します。

シーピアが象徴しているのは：私たちが自分自身の考えや伝達手段、想像力を抑制し、それを父権的形態様式にねじ曲げながら、自分自身の伝統文化が抹消された制度の中に生きることを余儀なくされたとき、それが私たちの精神や心に及ぼす影響です。ですからシーピアの人たちは、自分にとって極めて不利な環境に生きていると感じています。自暴自棄になったりします。また、突然倒れたり力を失ったりしますが、適切な刺激によってすぐに回復します。

シーピアは、犠牲的で無私に生きることを得意とはしません。世の中にはもっとよいものがあることを知っているし、いつかはそれを探しに外に出ようとうずうずしているのですが、状況がそれに歯止めをかけています：それは深く刻み込まれた義務感であったり、または、模範的人生として定義づけされた見当違いのステレオタイプに自分を合わせようと躍起になっていることであったりします。社会的に定義された役割から自分のアイデンティティーを描こうとするのですが、役割そのものが自分に合っていません。シーピアは、家族に対する務めとキャ

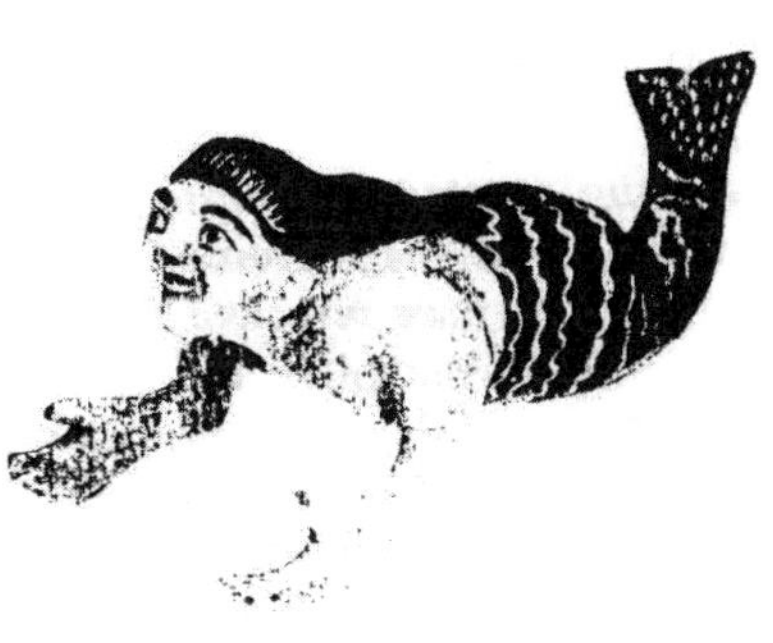

リアの間で葛藤する女性のレメディーとされています。彼女は世界に出たがっています。刺激を必要とし、じっとしていると悪化します。自分の役割が家族と子供に関することだけの場合は危険な状態と言えます。

反逆を求めるのです。だから妊娠すると症状が悪化するのです。妊娠中はじっとしていなければならないからです。また、彼女たちはホルモン的な変化のとき、例えば思春期や月経、妊娠、出産、そして閉経期に悪化するように思えます。

次に紹介するのは、私がシーピアの状態にあったときの日記の一節です‥

私のことは何も聞かないでください。なぜなら、それに答えると、その後で答えてしまったことに怒りを覚えるからです。そして答えないと、その後で、答えなかったことに罪悪感を覚えるからです。

ビクトリア時代に書かれたホメオパシーの書籍の中では、シーピアを洗濯女のレメディーと呼んでいます（シーピアの人は、洗濯をすると悪化する）。

ここにポーランドの詩人、アナ・スワーによって書かれたシーピアの詩を紹介しましょう。

訳はグラジン・ボロンによるものです：

洗濯女

彼女は、亭主の汚れた服を洗い、
息子の汚れた服を洗い、
娘の汚れた服を洗う。
不気味なほどの清潔さは
まるで、抹殺された彼女の人生のよう。
時として、彼女は夢で流した罪深い涙をぬぐう。
清潔な
洗濯女の手で。
(Swir / Boron198)

その他の精神的症状として、恐怖が挙げられます。シーピアの人は、あらゆることについて心配します：貧困のこと、発狂するのではないかということ、そして不治の病にかかること。

このレメディーのプルービングが、「これといった理由なしに、不幸と感じる」と解釈されているように（またもや、ヒステリーの亡霊の登場）。とはいえ、原因は常に誰にでもはっきりとわかるわけでもないので、これは性急な判断かもしれません。不可抗力的な環境に置かれたために、自分の可能性を発揮できずに生きている女性には、時としてそれ自体が不幸と感じられるときがあると私は思います。こうした理由をあらわにするのは自分勝手だと感じているかもしれず、あるいは自分の気持ちを表現するための適当な言葉が見つからないのかもしれません。感情を表現するための新しい言葉が次々と現れたのは、ここ20年間のことです。例えば、男女差別、女嫌い、など。とはいうものの、シーピアの人は自分の悩みを説明することを嫌い、同情を求めません。その症状は慰められると悪化します。シーピアの中にはたくさんのネイチュミュア（Nat-mur.）がいます。これらの人々はスタフィサグリア（Staph.）と同様に、抑圧された怒り——特にかつてのいら立ちや過去の出来事に関して——を持っています。

シーピアは感情の起伏が激しく、顔の色が変わることでよく知られています。この美しい生き物が、その不思議な変化の能力を用いて表すさまざまな色彩と形のいくつかを、ここにイラストで紹介してみました：調査によると、彼らはいくつかの「原始的」情動反応に従って変化することが明らかにされていますこうした過程にも、私たちは「個体」のパターンがレメディーの「精神」に昇華されていく一つの例を観察することができます。そこに、女神の奏でる音楽を聴きとることができるのです。

シーピアに適応する更年期の身体的症状

シーピアに適応する症状は極めて幅広く数が多いのですが、主な身体的特徴は、引きずり下ろされる感覚と言えます。すべてが自分の中から落ちていくような感覚と、ん。器官脱出を防ぐため、脚を組んだり外陰部を手でしっかりと押さえなければなりません。他の症状としては次のようなものがあります‥

・器官の脱出と無緊張、または子宮の衰弱。
・膣の乾燥、激しい性交は痛みをもたらす場合がある。
・膣に刺すような痛みが走る。
・乾燥肌。

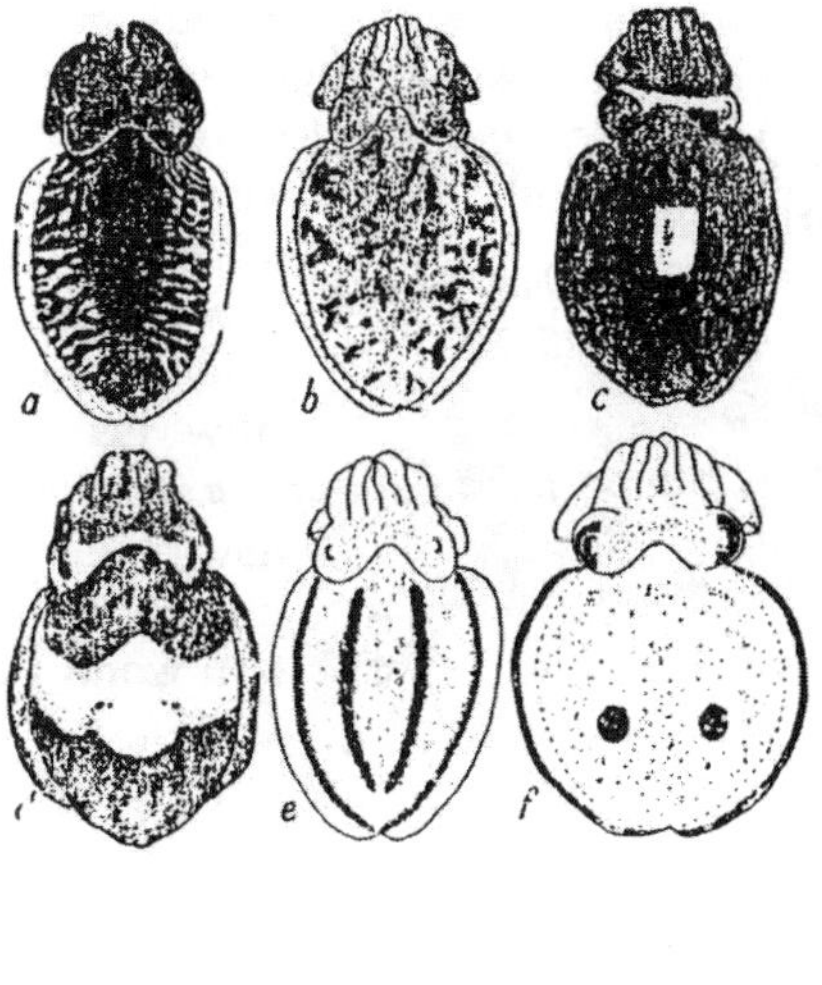

・性欲減退、セックスへの嫌悪、考えただけで吐き気を催すことさえある。
・不規則な月経周期：早い／遅れる、または経血量が乏しい。
・多量の出血。
・ほてりが上に向かって走る：汗を伴うが、すぐ悪寒を覚える。
・動悸のために目が覚める。
・骨盤の微弱脱落感（脱出）。
・低血圧、血管内の停滞と閉塞。

それでは、次の図を見てください。
これが、回復後のシーピアの人魚の姿です。

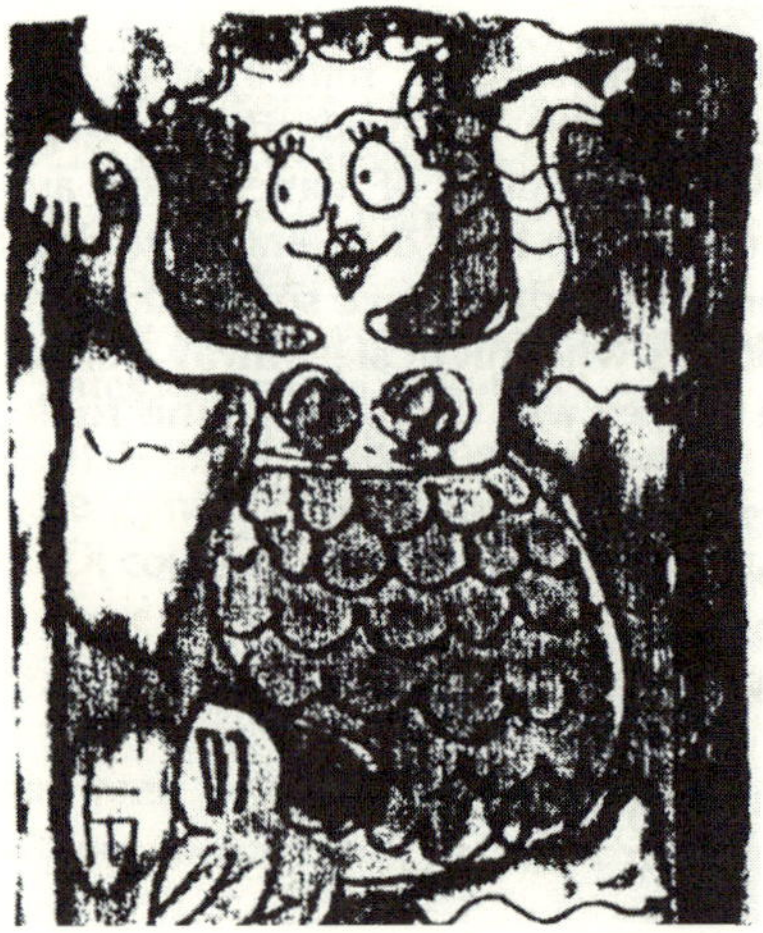

第6章

恐ろしい事柄

更年期の課題は、変化の激しい肉体と一緒に生きることを学ぶことにあります。

この章では、こうした変化の時期に起こりうる最悪の事態に対応するための、いくつかの緊急レメディーについて学んでいきたいと思います。ここでもう一度力説したいのは、更年期というのは疾患ではなく、これらの症状は更年期が原因で生じるものではないということです。とはいえ、この通過儀礼を受けるとき、私たちは一生かけて自分の体にため込んだものを一緒に持ち込むことになり、また人生のこの時期においては、特に傷つきやすくなっているかもしれないということです。そして覚えていてほしいのは、次に述べる恐ろしい事柄を体験するのはほんの少数の女性に限られるということです。

2つの理由から、ここには治療用のレメディーも含まれています。最初の一つは、治療の実践家以外の読者の方々に、本書からホメオパシーの可能性について学んでいただきたいからです。この次は勇気を持って従来のやり方とは異なるこの方法を試してほしいと思うからです。もう一つは、治療の実践家の方々への補助手段としての援助です。患者の中で、ここに紹介する治療法を求めている人がいるかもしれません。そうした場合、それを知らずに異なる治療法を施そうとしている実践家の方々への補助手段です。

神聖なる子宮

女性は、子宮を持つがゆえに迫害されてきました。女性は、子宮を持つことを理由に教育の機会を奪われてきました。女性は、「不浄」な子宮を理由に、宗教的儀式を執り行う権利を剥奪されてきたのです。

子宮は神聖です。その隠された神秘は、再生不可能なものです。私たちをこの真実から切り離そうと現代科学がどれだけ懸命に努力しても、私たちは皆、

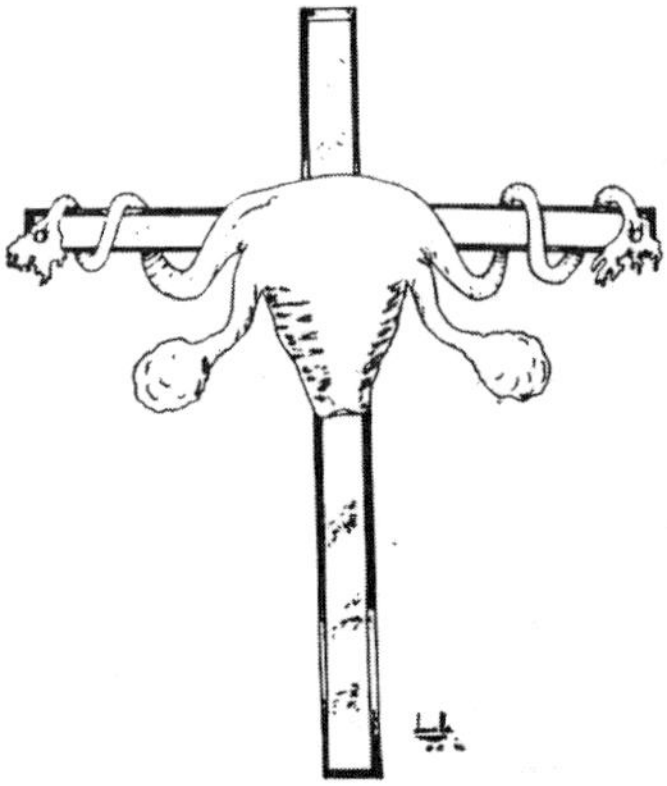

母親の子宮から生まれます。いわゆる試験管ベビーでさえも、そこから出されて女性の子宮に戻されるのです。過去約２００年以上もの間、なぜ外科医たちが、これほどまでに多くの女性から子宮と卵巣を摘出したのかについては、数多くの説があります。本書全体にわたって語られているのは、女性がただ単に女性であるがゆえに、病気であるとみなされ続けてきたことであります。

一部の調査によると、米国においては、黒人、アメリカ先住民、貧しい家庭の女性たちの間で、子宮摘出によって不妊にされたり去勢された女性の数は、他の女性と比べてはるかに多かったという驚愕するような結果が示されています。

英国では女性５人に１人が子宮摘出手術を受けていて、米国では実に３人に１人となっています！

出生率の低下により、婦人科医は他の仕事を探した方がよいという意見も聞かれます。もちろん、子宮や卵巣を持たない女性にとってＨＲＴ（ホルモン補充療法）の必要性が高まるのは明らかであり、そうなると、私たちがこれまでにもみてきたように、医療人口が増加するわけです。

女性嫌いや子宮への嫉妬もまた、理由の一つとして指摘されてきました。医療の専門家や科学者にとって、自分たちの手で生命そのものをつくり出せないことは、極めて腹立たしいことに違いありません。これはとても複雑な課題であり、私にとっても、さらに究明していきたい分野であります。

いずれにしろ私たちにとっては、医療産業に反旗を翻し、「私のこの肉体の一部を切り取る権利など、あなた方にはありません。私に触らないで！」と言うのは非常に難しいことです。私たちの内面に深く根を下ろした恐怖が、がん罹患率の統計を掲げて私たちを脅かし、私たちの心を支配しているからです。私たちはまた、一家の大黒柱である父親が何でも一番よく知っていると信じた世代の考え方を身につけてしまっています。誰か自分の世話をしてくれる人がいると信じようとし、そのためにこの役割が医師に転嫁されてしまうのです。私たちは、誰か正しいことを言ってくれる人を求めているのです。前の章で学んだように、ホルモンは私たちをより受け身にしてしまいます。子宮摘出術におびえている女性全員に私が言いたいことは、もしホルモンを使用しているならまずそれを中止し、フォリキュライナムを服用し、本来の自分自身を取り戻しなさい、ということです。真実を見つけ出してください。それからスタッフィサグリアを試しながら自分の怒りを取り戻し、自分自身のために立ち上がるだけの力を持っていることを見い出してください。これだけで、少なくとも子宮摘出手術の2/3がなくなることを請け合います。これに私の所有物の全部を賭けてもかまわないほどです。

がんへの恐怖は、何千人もの女性が子宮や卵巣を失ってしまったことと関係します。子宮内膜増殖症は、特にホルモンの再調整期間においての大量出血の原因となりますが、がんを発症する危険性は、わずか3%にとどまります。加えて、子宮がんの患者の生存率は極めて高くなっています。また、子宮筋腫ががんになる可能性は、2000件のうち1件だけです。一方、子宮摘出手術による死亡率はその2倍にのぼり、HRT治療によるがんへの危険性は、かなり高くなっています。

あまりに多くの場合、手術が当たり前のこととして実施され、その後遺症としての失禁、便秘、性欲減退、性的快感の低下もまた、当たり前のこととして受け止められています。手術の影響から回復するのに6か月かかることもあります。

がんの予防を目的として、卵巣や子宮頸部を摘出することに関しての医学的根拠というのは存在しません。英国での卵巣がん発症率は、女性人口2850万人に対して2000件です。

ロンドン大学衛生学校のキム・マクファーソン博士の計算によると、去勢された女性の平均余命は4~5日延長されるが、骨粗しょう症と心臓疾患の危険率が高まるため、それによってその女性の平均余命は2週間短縮される（WTDDTY Vol.7/1 Caroline Richmond）。

泌尿器科医たちもまた、彼らの男性患者ににこやかな顔で向かい、将来のがんへの予防策として、「念のための」精巣摘出手術を勧めているのだろうか、と思ってしまいます。「ねえスミスさん、あなたはもうすでにご家族をお持ちですから、将来的に精巣は必要ないと思うんですよ。あなたのために切り取って差し上げましょう。なあに、何も心配ありませんよ。この小さなテストステロンのパッチをつけてあげます。これでじき、すっかりよくなりますよ」というふうに。

最近、テキサスで去勢の許可を申請した男性がいました。裁判官はそれに同意したものの、結局その手術を引き受ける医師が見つからないということで、彼は実刑判決を受けてしまいました。今日、米国では毎日１７００件の子宮摘出術が行われています。そして、このうちの30％に同時卵巣摘出が含まれます。１日に５１０人の女性が去勢されているわけです。

子宮内膜がん、浸潤子宮頸がん、制御できない出血はすべて、外科手術が必要とされる十分な理由を持ちます。しかしながら、頸管スメア検査でわずかな異常がみられただけで、また、月経痛、子宮内膜症、骨盤内炎症、子宮筋腫の治療として、子宮摘出術が行われているのが実態です。『What The Doctors Don't Tell You（医師からは聞けないこと）』は優れた刊行物なので、ぜひ定期購読することをお勧めします（巻末資料を参照）。１９９６年４月に発行されたVol.7のNo.1では、パット・トーマスが、産婦人科百科の『Ob Gyn』１９９２年度版からの統計を引用しています：

子宮頸がんによる子宮摘出についてのある調査によると、パップスメアが正常だった患者および子宮頸がん検査の結果が陰性だった患者の実に31％に子宮摘出術が実施され、また、手術の５％が病理報告書の読み違いによるものであったという驚くべき事実が報告されている。

子宮頸がん検査は、これまでも、その信頼性の低さでよく知られています。

不規則な出血、月経痛、ほてり、寝汗、子宮筋腫へのホメオパシーレメディーの優れた効果は、ホメオパシーの実践家の間では、周知の事実であります。

それでは症例をみながら、私たちの子宮を救うためにどうすればよいかを学んでいきたいと思います。その人の深層レベルで全体的治療を施すのが最高であることはわかってはいるのですが、時として全く時間がない場合もあります。私はロンドンで、危機にある女性たちを数年間にわたって担当していたことがあります。多くの場合、こうした症状は大手術の数日前に表出しました。このときの体験を通して、応急処置について多くのことを学ぶことができました。

今でも覚えていますが、一人のイスラム教徒の若いパキスタン女性が私の元を訪れたことがあります。彼女は大きな子宮筋腫を持っていたために、おびただしい多量出血がありました。加えて激しい子宮脱がみられました。当時はちょうどサウスロンドンホスピタルの産婦人科が閉鎖されていて、その他の病院では、担当が女医である保証がなかったために、彼女の夫が病院へ行くことを許さず、また、彼女自身も病院に行くことを望んではいませんでした。私は彼女の治療を引き受け、まずマグミュア（Mag-mur.）を処方しました。彼女が見捨てられた気持ち、友達のいない孤独な感情を抱いていたからです。また、出血がどす黒く、塊が多かったからです。ラパアークティアム（Lappa-arctium）（下記参照）のマザーチンクチャーを毎日3回、1週間投与しました。2週間後に彼女が戻ってきたとき、陣痛のような痛みは消失し、その前の1週間は出血もみられなかったとの報告を受けました。私は、ラパアークティアムの1回投与量を減らしてみました。1か月後に彼女が戻ってきたときには、子宮がほとんど正常に戻ったように感じるとの報告を受けました。その後、彼女が戻ってきたのは6か月後でしたが、すこぶる元気でした。最初の子供を身ごもっていて、妊娠2か月目でした。私が彼女にふさわしい女医を紹介したのは言うまでもありませんでした。この女性は更年期ではありませんでしたが、この例からも、どれほど多くの女性が不必要に子宮を失っているかがうかがい知れます。あなたの担当医に成り行きを見てほしいとお願いしておいて、その間に他の治療法を模索するのは、賢い方法かもしれません。

子宮筋腫（筋腫）

子宮筋腫とは子宮の良性腫瘍のことです。（悪性に発展する可能性は、2000件のうち1件）。通常、痛みはなく、小さな腫瘍であれば、これといった症状もみられません。一方、メロン大にまで成長することもあり、そうなると、まるで妊娠しているような姿になってしまいます。子宮が非常に重く感じられたり、膀胱や腸を圧迫することもあるため、排便や排尿に困難をきたすようになり、器官脱出が起きる場合があります。初期の兆候の一つとして、実際の月経が訪れる数日前に出血がみられます。月経は重く、時として一貫性に欠けますが、これは次の３つの理由によると思われます。

1．線維化するのは通常筋肉であり、そのために筋肉の弾力性が失われる。

2．子宮内膜（内層）の表面が増殖するため、経血量の供給材料が増える。

3．子宮内に腫瘍が存在することが、ホルモン系のフィードバック機能に誤った情報として伝わり、月経周期のリズムが乱される。ＦＳＨ（卵胞刺激ホルモン）やＬＨ（黄体形成ホルモン）が形成され、そして退縮する。

子宮筋腫は確かに非常に若い女性にもみられ、また、そのような例が増えていると思いますが、通常こうした症状が現れるのは、閉経前の数年間です。私の経験によれば、新しい子宮筋腫ほど消滅させるのも容易です。さらに興味深いことには、これらの子宮筋腫はほとんどの場合、閉経後に自然消滅するのですが、一方で、こうした子宮筋腫が子宮内にあると更年期が延期されるのもまた事実です。ＨＲＴは子宮筋腫の消滅を妨げます。子宮筋腫の成長が時としてその酸素供給枠を超えることがあり、そうなると自分自身で退化していきます。この場合、予期せぬ出血が1週間くらい続くことがあります。

乳房と子宮の嚢胞や腫瘍については学説が存在し、それによると、自分の体の代謝能力と排泄能力を超えた毒素を取り入れてしまった女性に、こうした嚢胞や腫瘍が形成されると言います。肝臓欠損症や腎臓欠損症が原因の便秘、そして毒素の排泄困難の傾向がみられたりします（頭痛、吹き出物、鼓腸、過剰分泌の原因となる）。体の解毒が肝臓の手に負えなくなったとき、体は嚢胞の形で2番目の肝臓を生み出しますが、これが筋腫または関節炎の症状で現れ、そこに毒素が貯蔵されます。嚢胞は、生命体の平衡維持の役目をするわけです。

こうした機能不全を無視した外科手術が行われた場合、百害あって一利なしになってしまいます。ここで必要なのは、消化、排泄、血液循環の改善であり、骨盤部位の運動、そして可能であれば穏やかな断食もよいでしょう。

食事療法

新鮮な食物を増やし、朝と昼の食事量を多めにし、コーヒー、砂糖、塩素処理飲料水、アルコール、炭酸飲料を排除してください。また、肉、塩分、お茶の量を減らしてください。

子宮筋腫治療用レメディー

緊急時には、レメディーの用い方が極めて重要になります。こうした場合のほとんどは、十分なケーステイキングをする時間がありませんが、それでもレメディーはやはり、シミリマム（最同種）としての効果を持ちます。処方によって効用に幅を持たせることができるからです。

Aurum-mur-nat.（オーラムミュアナトラタム）

骨盤全体が子宮で占められている。まるでサッカーのボールのように見えることもあり、非常に硬く感じる。慢性子宮感染症。子宮頸の潰瘍と頸部の硬化。ロビン・マーフィーは、無症候性の子宮筋腫への補助レメディーとして用いてもよいと言っています。とはいえ、更年期のホルモン変化のために多量出血がみられたりします。興味深いのは、このレメディーがオーラム（Aurum）とネイチュミュア（Nat-mur）を合体させ、塩よりも金をやや多めにした精神的症状像を持つことです。

Calc-carb.（カルカーブ）

成長しつつある腫れ物、子宮のポリープ、腹部の腫脹に効果があることで評判の高いレメディー。このレメディーについてはよく知らない方々もいるとは思いますが、ここでは紙面の都合上、大局的レメディー像を述べられないことを残念に思います。この素晴らしいレメディーはカキの殻の内層からつくられます。いわば天然のカルシウムです。

Fraxinus-americanus（フラクシナスアメリカナス）

精神像は、うつを伴う神経質と多弁。陣痛のような激しい痛みが大腿部まで広がり、体から何かが落ちていく感覚。子宮の肥大、激しい器官脱出。月経痛または痛みを伴う白帯下。子宮退縮不全化。敏感な卵巣（左側）。冷えとほてりが交互に訪れる。このマザーチンクチャーは、リリアムティグ（Lilium-tig.）、ベラドーナ（Belladonna）、シーピア（Sepia）、ミューレックス（Murex）、アガリカス（Agaricus）のレメディーの補助として用いてもよい。

Kali-brom.（ケーライブロム）

卵巣の嚢胞性腫瘍から生じるあらゆるレベルでの瘢痕、落ち込み、社会から除去され、切り離された感覚、病因としての性的虐待、卵巣性神経痛、手足の痙攣と単収縮。

Lapis-albus（ラピスアルバス）

強烈な灼熱痛と多量出血を伴う子宮筋腫。脂肪腫。ちょうどカルカーブ（Calc-carb.）とシリカ（Silica）を足して2で割ったような素晴らしいレメディー。このレメディーがわずか2日間で乳房のしこりを消滅させたのを見たことがあります。新しい腫瘍に優れた効果を表します。私たちにとって、より深い学びが必要なレメディーだと思います。

Sabina（サビーナ）

「出血に効果的なレメディー」の項に示されたレメディーを参照。

器官脱出

多くの場合、傾斜した厚板に横たわると楽になりますが、骨盤の床運動もまた、同様に役立ちます。器官脱出は、特に避妊リング使用経験を持つ女性の場合に悪化がみられます。

Arnica（アーニカ）

外傷が原因の場合。

Belladonna（ベラドーナ）

重量感と娩出感：熱と圧痛そして通常のベラドーナのあらゆる症状を伴う。

Lappa-arctium（ラパアークティアム）

子宮に重苦しく、つらく、痛むような感覚。腟組織の激しい弛緩を伴う。腰と大腿の無感覚を伴う子宮のずれ。悪化:立ち姿勢、歩行、つまずき、突然の振動。腋窩の冷や汗からの悪臭。

Lillium-tigrinum（リリアムティグリナム）

子宮うっ血からもたらされる激しい脱落感。卵巣を含むすべてが脱出していくように感じる。腹部の膨張、立ち姿勢で悪化、しばしば震えを伴う。

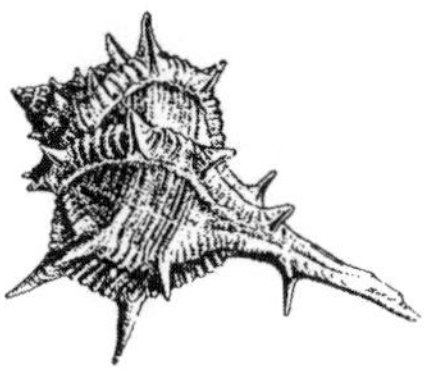

Murex（ミューレックス）

娩出様の痛みを伴う脱出、血の混じった白帯下、凝血塊が混じる激しく重い月経。排便中の腟からの出血。骨盤が弛緩している感覚。横になると悪化。ミューレックスは紫色をした貝類の一種で、その紫色の分泌腺は紫色の染料として用いられていた。紀元前1世紀の古代ギリシャでは神殿の礼服や式服に使用され、その後、古代ローマのトーガの染色にも使用された。このレメディーは、性欲の強いシーピア（Sepia）としても知られている。その理由は、他の多くのレメディーにもみられるように、このレメディーの特色である接触への高い感受性からきていると思われる。わずかな接触に痛みを覚えたり、接触へのさらなる欲求を駆り立てられる。プラタイナ（Platina）と同様に、こうした状況に置かれることは極めて気づまりで気恥ずかしいものである。この感覚は、女性がテストステロンを投与されたときのそれと同じである。ミューレックスは、斜めに走る痛みをキーノートとして持つ。例えば、左の卵巣、右の乳房というように。骨盤部全体に顕著な衰弱、そして、すべてが脱落する感覚を伴う器官脱出がみられる。不安を和らげるため、頻繁に外陰部を圧迫する必要がある。

Nux-vomica（ナックスボミカ）
分泌物の持続的滴下があり、時によって便秘もみられる。

Palladium（パラデューム）
卵巣から症状が生じることが多い。射るような痛みが臍から骨盤に向かって走る、器官脱出、後傾、亜急性骨盤炎。

Sepia（シーピア）
激しいいら立ち、娩出感（前の章を参照）。

Stannum（スタナン）
極度の衰弱：体を二つに折ると好転。

Sulphur（ソーファー）
発汗を伴う衰弱・悪化：立ち姿勢、前かがみの姿勢、高い所に手を伸ばす。

特に子宮頸部に効果的なレメディー

Calendula（カレンデュラ）

子宮頸部や外子宮口のいぼ、子宮頸部の慢性炎症。子宮の腫脹と膨満感、骨盤内の重量感と膨満感、膣口の位置が低い、月経過多。

Hydrastis（ハイドラスティス）

性交後または膣内診後の子宮頸部のびらん、および子宮頸部と膣からの出血。

Medorrhinum（メドライナム）

過敏性および／または潰瘍のある子宮頸部。

Sulphuric-acid.（ソーファリックアシッド）

子宮頸部のびらん、特に高齢の女性に多くみられ、出血しやすい。

Sanguinaria（サングイナーリア）

消耗性紅潮、悪臭を伴う刺激性の白帯下、血が縞状に混じっている場合がある。潰瘍のある子宮頸部。粘膜の乾燥。

Ustilago（ウスティラーゴ）

子宮頸部が出血しやすい（下記参照）。

出血に効果的なレメディー

分娩後の出血、外傷が原因の出血、避妊リングの除去、手術後、または子宮筋腫やホルモンのアンバランスによる出血がある場合には、手元に出血用レメディーの一覧表を用意しておくと便利です。出血の状態により、患者を病院に運ぶ必要がある場合、また死を免れないような状態の場合には、レメディーの選択に迅速さが求められます。出血が穏やかで断続的な場合は、十分なケーステイキングをする時間が持てます。

Aletris-farinosa（アレトリスファリノーザ）

凝血塊を含む褐色の多量出血。無緊張による習慣性流産。重い月経で月経間期に血液滲出がみられる。体を後ろに曲げると好転。食物への嫌悪感と食欲喪失。

Belladonna（ベラドーナ）

多量で、突発性、熱く、勢いがよくほとばしるような出血。Sabinaと同様に、レモンやレモネードをほしがる。

Crotalus-horridus（クロタラスホリダス）

褐色で水っぽい、滲出性出血で、胆汁性。皮膚と口腔の乾燥。月経中の動悸。落ち込み、疑い深く、忘れっぽい。

Elaps-corallinus（イーラプスコラリナス）

褐色の出血、内部に寒さを伴う。一人きりにされることへの激しい恐怖。

Erigeron（エリジェロン）
黒か褐色の縞が混じった鮮血。わずかな動きで悪化。直腸や膀胱のいきみは効果なし。膀胱／直腸テネスムス。下痢が伴う場合がある。

Ferrum-metallicum（ファーランメタリカム）
出血しやすい、受動性、静脈出血がさらに悪化。口腔と膣の乾燥、ほてり。鮮やかなオレンジ色の出血で、小さな血塊が混じる場合がある。月経は、色が淡く水っぽい、または早すぎる、量が過多で長引く。膣の脱出で外陰部のかゆみが悪化。ほおが紅潮し、唇が青白い。多血症に見えながら実は貧血症。通常赤い部分がすべて青白い。骨の軟化。

Helonias（ヘロニアス）
褐色で悪臭のある出血。原因はしばしば子宮の排出力の衰弱（「子宮増強レメディーの数種」の項参照）。

Ipec（イペカック）

多くの場合、吐き気、そして、しばしば息切れを伴う。出血は鮮血で勢いがよく、しかも継続的。動きと暖かさで悪化。痛みは急激に訪れる。出血は体のあらゆる部位に起こりうるが、常に動脈血。分娩後の出血、継続的で凝固せず、吐き気と衰弱を伴う、吐きたがる。多量の血が噴き出す。レメディーの効果は1分後には現れるべきで、5分は長すぎる。

Lachesis（ラカシス）

水っぽく茶褐色。凝固しない。痛みで月経血流が好転。原因はしばしば子宮筋腫(第2章参照)。

Millefolium（ミルフォリューム）

多量、痛みがなく、鮮血で滞りない出血（第1章参照）。

Phosphorus（フォスフォラス）

勢いがよく、持続的、深紅で熱い出血。いくばくかの血塊がみられる。患者は、寒く、激しい口渇がある。

Secale（セケイリー）

水っぽく、滲出性、茶褐色で悪臭のある持続的出血。凝血塊を伴う。特に分娩後、または、月経が次の月経にそのまま続くことがある。体を覆うと寒さが悪化。

Sabina（サビーナ）

ほとばしるような出血。突然現れ、徐々に止まる。熱く、鮮やかで、水っぽく、茶褐色の血塊が混じる。この出血の特異性として、歩き回ると好転するが、わずかな動きで悪化することが挙げられる。子宮症状は関節炎痛と関節の腫脹を随伴することもあり、また、あらゆる関節部位に硬化と引き裂くような痛みがみられたりするが、とりわけ足指や手首の関節に著しく現れ、痛風様の痛みが起きる。寝床で暖かくしていると悪化。血管の問題を伴う膨満感が観察されたりする。高血圧症の懸念。

Trillium（トリラム）

一般的な出血レメディー。特に、子宮筋腫から起きる出血への特効薬カルカーブ〈Calc-carb.〉、ニタック〈Nit-ac.〉、フォスフォラス〈Phosphorus〉、ソーファリックアシッド〈Sulphuric-acid.〉、サビーナ〈Sabina〉。臀部や背中が粉々に砕ける感覚を伴う。包帯などできつく巻くことで好転。切迫流産。激しい娩出感を伴う器官脱出。

Ustilago（ウスティラーゴ）

絶頂感にあるときの不正子宮出血。精神像は、ある種の行き詰まり。一人でいる、または騒がしくしていることで好転。子宮に締まりがなく、肥大している（異常な腫脹、栄養過剰）、出血は、滲出性で茶褐色。長く黒い縞状の血塊が混じる。左卵巣に卵巣性神経痛、そして左乳房下に痛みがあったりする。子宮頸部が出血しやすい。

M.J. ハニフイン氏によると、ウスティラーゴの根底にあるのは平等の否定と言います。アメリカ先住民に伝わる物語に、なぜトウモロコシが黒穂病にかかるようになったのかという話があります。トウモロコシは黒穂病にかかり、動物は流産するようになり、女性は生殖能力を失ってしまいました。その発端は、ある男が一人の魅惑的な女性に結婚してくれとしつこくせがんだことに始まります。女性は仕方なく、彼のために子供を一人だけ生むことを約束しました。やがて二人の間に子供が一人生まれました。男は、もう一人子供がほしいと再びしつこくせがみました。そうすると彼女の体が膨れ上がり、どんどん大きく膨れ上がり、やがて死んでしまいました。彼女の腹部から一粒の金色のトウモロコシが出てきました。男はその種を植え、辛うじて自分がその実で生き延びられるだけの大きさに育てました。他のすべてのものが不毛となってしまいました。この話に込められているのは、女性への尊敬、平等、そして女性の悲嘆、悲しみ、悲哀への理解の欠如です。腐敗性疾患と出血は、すべて尊敬の欠如に起因します。忌しい気持ち。「むかつくほど、気分が悪い」。こうした扱いを受けることがどれだけ忌まわしいか想像にかたくありません。

子宮の増強レメディー数種

Caulophyllum（コーロファイラム）

子宮の不調から生じる疾患。子宮の後傾症やアトニー。指結節部位の痛み。小関節のリウマチ。子宮疾患から起きる頭痛。目の後方に圧迫感を伴う。悪化：前かがみの姿勢、光、正午から夜。

Helonias（ヘロニアス）

あまり目立たないレメディーですが、人生のこうした時期に素晴らしい効き目をもたらします。薬草的には、子宮の強壮薬として用いられます。これは、もともとアメリカ先住民の植物で、この植物に関する現在の私たちの知識は、北米先住民族の女性たちから伝承されたものです。彼女たちは、この薬草を何世紀にもわたって使用していました。現在私たちの持つレメディーの中で最高の生殖器系強壮薬と言えましょう。この植物はステロイド性サポニンを含みます。また、エストロゲンの前駆体を含むため、両方向に働きかけることができます（相反する状況のいずれをも支援することができる）。言い換えれば、機能を正常化するための平衡薬です。茶褐色で悪臭を伴う出血は、しばしば子宮の排出力の衰弱に起因します。外陰部にチーズ様の沈着物。

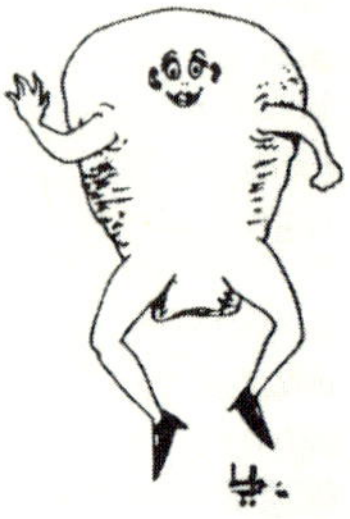

子宮脱出と位置異常が起きやすい傾向は、多くの場合、子宮および/または腎臓への抑制（ピル）に原因があります。疲れすぎて、眠れなかったり、腰痛がみられる。仙骨部に引き込むような感覚がある。激しい外陰部瘙痒症がみられる。子宮が重く感じられる。このレメディーは、「子宮を感じる」をキーノートとして持ち、まるで、体全体が子宮になったかのような感覚が

あります。

失血により衰弱した女性の子宮無緊張が原因の、早すぎる月経、月経過多。通常の月経期間内に失われる出血量を上回る失血。月経時の衰弱。受動性月経過多症（ハマメリス〈Ham.〉、ポースティーラ〈Puls.〉、シーピア〈Sep.〉）。

このレメディーは、子宮内膜増殖症関連の症状に素晴らしい効き目を持ちます。私自身、おびただしい多量出血を見ておびえ発作を起こしたことがあり、そのときにこのレメディーで命拾いをしています。私は子宮摘出術を強く勧められ、その脅威におびえていました。それでも、私はかたくなに子宮内膜術（D＆C）にしか同意しませんでした。結局、彼らが実施したのは組織検査のみで、私の大量出血はそのまま放置されました。どうせ1週間以内、遅くても2週間以内には子宮摘出術が執り行われることを確信していたからです。帰宅後、私は、アーニカ（Arn.）12C、ヘロニアス 12X、そしてフォリキュライナム（Follic.）9Cを、それぞれ1日3回、2日間とりました。数日後にはすべてが正常に戻りました。組織検査では疑いが検出されたものの決定的なものではなかったため、私は自宅療養をすることになり、病院を去りました。それから4年たちますが、私の子宮はいまだに健在です。

ヘロニアスの人たちは忙しくしていることを好みますが、人づきあいを避けたがり、人に干渉されるのを好まず、批判されると傷ついたり怒ったりします。それは、彼らが非常に批判的な両親の元に育ったために、その結果として、自分自身のインナーチャイルドに対して、批判的な両親を内在させているのかもしれません。彼らは、批判的であら探し好きであると言われてきました。激しく落ち込んだり、落ち着きがなかったり、また神経が張りつめ、ちょっとしたことにも驚きやすく、びくびくし、腹を立てたりします。病気のときは極めて反応が鈍く、忘れっぽくなり、他人が近づくことを嫌がります。この症状像はシーピア（Sepia）のそれにいくらか似ていますが、ヘロニアスの方が、より大きく(強調されて)映し出されています。リッベは、精神的または肉体的な重労働に疲弊し切った女性、または贅沢と怠惰によって気力を失った女性のレメディーであると言います（この論理自体、いくぶん批判的であるように思えますが)。ヘロニアスの人は、人の意見に耳を貸さず、他の人々の幸せな姿を見ることを嫌います。自分自身の生活の荒廃した姿やわびしさを思い起こさせるからです。自分自身の病状を思うことで悪化するように、こうした姿を見せつけられることで症状が悪化します。落ち着きがなく、絶えず動き回りたがりますが、運動、月経の間、月経後に悪化します。

Ratanhia（ラタニア）

出血が受動性の場合の出血後の増強薬、または予防薬、または子宮の強壮薬として知られます。

Thlaspi-bursa-pastoris（サラスピバーザパストリス）

〝魔女の小袋〟とか〝ダイアナの矢じり〟と呼ばれ、その種子は子宮の形をしています。バーネットはこれを、極めて重要で優れた子宮器系レメディーであると言っています。子宮筋腫や子宮内膜症がある場合、チンキの形で用いると子宮の古い血液を排出します。赤みやかゆみを伴う、カンジダ症様分泌物（そして、白の、または口や唇のひび割れ）。チンキは無月経および衰弱時の出血。激しい痛みと差し込みを伴う受動性出血。子宮筋腫からの出血。月経の初日はほとんど出血がみられず、それから茶褐色で血塊の混じった出血が始まり、長引き、いつまでもほとんど途切れなく続きます。貧血、青白く灰白色の顔は、流産の後遺症のように見えます。子宮の痛みは午前中に悪化。頻尿を伴う慢性膀胱炎。月経は交代性で、重いときもあります（しばしば、子宮内膜の機能不全の兆候、すなわち子宮筋腫）。また、出血に性的興奮を感じたりします。補助レメディー：シミシフーガ（Cimic.）とフォスフォラス（Phos.）

少しばかり怖い話

タンポンは駄目

更年期の変化にある間は、出血が始まったり、やんだり、やっと終わったかと安堵した途端にまた始まったりします。また、精神的・感情的に月経が始まるあらゆる兆候があっても、来なかったりします。出血量も、月によって少なかったり多かったりし、期間も非常に長引くことがあり、時によっては最終的には数週間に及ぶこともあります。こうした時期は、タンポンについて正しい知識を持つことが特に大事になってきます。女性の多くが用心のためにタンポンをつけたいと思うでしょうが、タンポンの使用は常に不健康であり、特にこの時期には体に極めて悪い影響を与えてしまいます。

寝　汗

寝汗は、ホルモン値の急激な変化の過程でみられるようで、実際に発生するのは、ほんの1度か2度ぐらいだったりするのです。一方、例えばＨＢＰ（高血圧症）等、他の疾患を持つ場合には、この症状が延々と続きます。繰り返しますが、これらの症状は多くの場合、深刻なものではなく、レメディーで容易に治療できるものがほとんどです。

パワーのうねり

顔面潮紅は、前触れなしに、それも最も不都合なときに忍び寄るように思われます。まるで赤面しているように見えたりするるので、きまり悪さを感じさせられることも少なくありません。私の経験によると、これが起きたときには、自分にはほてりが現れているとその場ではっきり公言すると、ずっと速く消失するように思えます。私のきまり悪さが、周りの人たちに転送されるのだと思います。

こうしたほてりは、１日数回起きることが多いのですが、ひどい場合には1日に何度も起きたりします。この症状は数か月または数年続きますが、人によっては10〜12年ぐらい続くこともあります。ほとんどの女性は、最初のほてりの症状が、すべての終わりの最初の兆候だと思い込まされているため、慌てて医師の所に駆け込み、ＨＲＴ（ホルモン補充療法）を受けて安堵するわけです。それよりもずっと手軽な解決法として、バッテリー式の小型扇風機があります。これは優れものです。また、重ね着もよい方法です。着脱しながら体温に合わせられるからです。

ほてりの誘発要因として、砂糖、カフェイン、暖かい衣類、熱い飲み物、香辛料の利いた食物、熱しすぎが挙げられます。大多数の女性が経験するのは、少々の不快感やきまり悪さくらいのものです。

私はかつて、ほてりと寝汗に3年もの間悩まされ続けていた女性患者を治療したことがあります。ソーファー（Sulphur）２００Cの1回投与で症状は消失し、再発することはありませんでした。実際、彼女の健康と活力は大きく改善され、18か月もの間、次の処方を必要としませんでした。

膣の変化

これは〝少しばかり怖い話〟の項目に入れましたが、実際は「恐ろしい事柄」の最初のページに述べるべきだったかもしれません。というのは、この症状は、医学的には、膣の萎縮（ヒエー！）と命名されているからです。全くもって、医療専門家たちは恐ろしい学術用語を発明するものです。この忌まわしい言葉から浮かぶイメージは、ホラー映画のそれに似ています。私自身の辞書によれば、萎縮とは、しなびてしまい忘却の彼方へ退縮することを意味します。医学者たちはこうした学術用語を用いていますが、その真相は、単に子宮壁が薄くなることにすぎません。もちろん、こうした症状が時として深刻な場合もありますが、子宮壁の厚みの変化は通常極めて微小なため、ほとんどの女性は、これに気づくことさえないのです。こうした変化が、膣への挿入時の不快感の原因となることもあるでしょうが、大多数の女性は時間がたてば改善されると報告しています。この事実からも、肉体というものは、それ自身の英知に委ねられれば、新しい状況に自分自身で適応していけることが再認識されます。

乾燥

乾燥は全体的に、また目、口、皮膚、膣にみられたりします。ユーファラジア（Euphrasia）の希釈液で目を洗浄するとドライアイの症状が一時的に軽減しますが、効果は長くは続きません。以前、ルーナ（Luna）のあらゆる症状に加えて、激しい全身の乾燥に悩まされていた女性患者にルーナを処方したことがあります。その患者には、実際とてもよく作用しました。乾燥についてのレメディーは、症候学的にはたくさん存在しますが、その中の代表的なものとして、ブライオニア（Bryonia）、ネイチュミュア（Nat-mur.）、ライコポディウム（Lycopodium）、シーピア（Sepia）が挙げられます。

抗ヒスタミン薬を使用している人たちは皆、子宮頸部の粘膜、そして体全体の粘膜が乾燥し切っています。医師は一時的な症状の緩和に、膣用ホルモンクリームを処方することがあります。これを定期的に用いたり、また性交時のスムーズな挿入を目的に使う場合は、相手の男性にコンドームをつけてもらうことが重要になってきます。クリームは皮膚から吸収させることを目的とするため、相手の男性もまた、当然ながら、少量とはいえエストロゲンを吸収するからです。

こうした意味において、植物性オイル、無香料のマッサージオイル、あるいはKYジェルの方が、言うまでもなくはるかに優れています。ワセリンや、その他香りのあるものは避けてください。ワセリンは、避妊器具として使用されるゴム製品を破壊してしまいます。加えて、石油系の製品であるため非水溶性です。これが体内にあるゴムを破壊したら、デリケートな膣粘膜がどれほどの打撃を受けるでしょう？　月経がなくなった後でも、しばらくの間は妊娠の可能性があるので、何か避妊の手だてを考えてください。

時がたてば膣の潤滑性は増し、ほとんどの女性にとって乾燥の問題は消滅します。なかなか信じられないかもしれませんが、性的興奮が常に膣の湿りと関係するというのも、既成概念にすぎません。性交時の挿入を不快に感じるならば、挿入以外の形でのセックスをすることだって、全く大丈夫なわけです。他の形でのセックスの楽しみ方をいろいろ試してみてください。

カレンデュラクリームは、症状が軽いものであれば、外陰部のあらゆる炎症に優れた効果を表します。

調査によると、恥骨部位全体を強化し、エネルギーで満たし、好循環とその潤滑性を保つためのよい方法は、オーガズムの体験であることが示されています。こうしたオーガズムはパートナーの男性やマスターベーションから得ることができます。頻繁なオーガズムはよい循環を保つための最良の方法の一つであり、調査結果は、頻繁にオーガズムを体験している女性は、更年期の変化の過程においても問題が少ないことを示しています。

性的エネルギー

更年期の一般的な症状の一つに、性欲喪失が挙げられますが、肉体のホルモン低下がこの症状の原因であるという証拠は存在しません。セックスをしたいと思わないことは、必ずしも性欲喪失を意味するわけではなく、自己評価の喪失かもしれません。これは、ある意味で個人的なこととはいえ、それと同時に女性、特に高齢女性に向けられる社会の目と密接に関係しています。その女性が単にセックスを望んでいないだけのこともあるでしょうし、この場合、全く問題ないわけです。性的行為を阻んでいる問題には数えきれないほどの理由が存在し、不感症などというおぞましく非難めいた言葉を聞いたりしますが、これが直接の原因であることはめったにありません。真の原因は、その女性がただ単に自分自身の空間を必要としていることだったりします。私たちの手元にあるマテリア・メディカには、こうした問題に対処するためのレメディーが数多く紹介されています。

毛髪

一部の女性においては、体毛が抜け始め、顎や唇の上といった新しい部位に毛が生えてきます。別に男性化が促進されているわけではなく、男性ホルモンと女性ホルモンのバランスがとれてきて、以前のようにエストロゲンがそれほど支配的ではないという兆候です。ここで必要な治療は唯一、私たちの社会的偏見の除去と刷新であります。ここに、私の小さなファンタジー物語を紹介しましょう。

私たちの文化における賢い女性の価値というものを、私たちは皆学ぶべきです。今日の若者狂信思想が改められるなら、現在解決が難しいとされている事柄のどれほど多くが消滅するか計りしれません。高齢女性の顎や上唇のひげさえ、そのうち風格や美と受け取られるようになるでしょう。今までの悪夢は消え、それに代わって新しい医療産業とメディアが台頭します。

10代や20代の女性たちは、年上の女性に憧れて顔に植毛をするようになり、多種多様の色やデザインを取りそろえた人工口ひげの巨大マーケットが表出するかもしれません。乳房を引き伸ばすための手術がもてはやされ、パリのデザイナーたちは高齢女性のおなかの垂れ具合にインスピレーションを受け、おなかの部分にさらにしわ様のギャザーが付け加えられた、最新のオートクチュールを生み出すでしょう。更年期を促進するホルモン、そして、知恵を駆使してからつくられたレメディーが店頭で販売されます。脚には静脈瘤をまねたデザインの入れ墨が施され、こうした中でも一番の称賛の的は、最も才気煥発な女性だけを対象とした顔の整形手術で、それには、二重顎、目尻のしわ、眉間のしわ、深い笑いじわ、そして仕上げとして、魅惑的な目の下の小さな垂みまでが付け加えられるのです。

第7章
賢い女性の台頭

私たちが生きた歳月は、私たちのしわに刻印される
それは木の年輪のように、私たちの皮膚に刻まれる
それを通して、かつての私たちの人生の出来事までたどることができる
私たちの体に瘢痕を残し
私たちの体を改造したかつての日々に。

更年期の症状は、ピルを使用した女性においてより悪化するという報告があります。しかし、つらい更年期を迎えないためにはピルをとらないように、という提案が今まで一度でもなされたことがあったでしょうか？　重金属を含む飲料水が、ますます増加の一途をたどる知能発育

不全と早期老人性痴呆症（アルツハイマー病）の原因であるという証言もあります。それなのに、老齢期のぼけを防ぐためには、飲料水を飲まないように、また浄化する必要があるといった宣伝キャンペーンを、私たちは一度でも見たことがあるでしょうか？　それでもＨＲＴ（ホルモン補充療法）は骨粗しょう症の予防となることを信じなさいなどと言うのは、私たちにばかであれと言っているようなものです。ＨＲＴからもたらされる結果は、そんなものではありません。ウィルソンアンドウィルソンは、１９６２年の米国老年医学会の会報誌に次のような記事を書いています。

「誠に遺憾な事実は、更年期後の女性は皆、去勢されていて、どこの街も、こうした女性たちがぎくしゃくと歩く姿でいっぱいである。彼女たちは、ぼんやりして、自分の周りがほとんど見えていないし、また観察をしている様子もない。反面、姿勢のよい75歳の男性が、元気よく、ゴルフコースを大またで横切るのを見るのは、珍しいことではない」

ここに垣間見えるのは、男性が年をとることは規範にのっとっているという思い込みであります。彼はまた、女性の方が男性より数年寿命が長いという事実を無視しています。とはいえ、彼は客観的な観察者であり、科学者でもあります。彼がここに指摘しているのは、高齢女性にみられる不自然な年の取り方なのです。

更年期とは生体の機能停止であり病気である、と私たちは吹き込まれます。今日の誇大広告を見ると、更年期とは異常な状態なのだとつい信じたくなりますが、大多数の女性が経験する更年期とはこういったものではありません。私たちは、女性が人生のこうした時期に経験するあらゆる症状は、更年期のせいであると教え込まれますが、これらの症状は、他の病因との複合的な関連性で起きる場合もあります。私たちは皆同じではありません。自分がどういった女性であるか、どこに住んでいるかによって、それぞれ違う人生を歩んでいるのです。

女性は生来病気であるとか、女性はもともと欠陥品であって一般的に軌道を逸している生き物であるという強力なメッセージを聞かされ続けたなら、どんな女性も深く影響されてしまいます。社会は男性を基準に構築されてきました。そして私たち女性は、こうした規範の枠にうまくはまりきれないために異常であるとみなされてきました。私たちは単なる細胞の集合体ではありません。単なる肉体的存在ではありません。自分自身の精神と魂から自分を切り離すことは不可能であり、これらとつながりながら健康的に機能できる存在です。この最後の章においては、これらの課題について模索していきたいと思います。

差し迫っての課題は、何としても私たち女性を更年期から救出することです。男性中心の医療管理が台頭し、女性の人生が肉体的かつ精神的にもその管理下に置かれてからは、女性は徐々に去勢されたビーナスと化してしまいました。月経のある間、私たちは彼らの管理下にあって、化学的去勢を強いられます。何百万人もの女性が、自分は信頼できる医師のもとにあることを信じ、喜んでピルを使用したのです。

私たちは、男性を喜ばせるためにできるだけ若く細く見えるように、そして、男性が必要なときにはいつでもそばにいるようにと言い聞かされてきました。そして今はそれからさらに昇進し、ベッドでの完璧なパートナー役を仰せつかっているわけです。HRTの存在は、今日の期待される女性像の延長線としてあるのです。彼らは私たちにささやきます。セクシーであり続けられるよ、「枯渇」を免れるよ、膣の萎縮が防げるよ、そして乳房のたるみを防げるよ、と（がんのことは気にしなさんな、やってみる価値は十分あるのだから）。

私はかつてピルの統計的宣伝を読んだことがあります。それによると、妊娠による死亡率の方がピルの死亡率よりも高いとありました。彼らは、妊娠は恐ろしい疾患であるとでも言うつもりなのでしょうか？　父権制の科学者たちによる言語の欺瞞的使用は、全く倒錯しています。

ＨＲＴに人気が集まる原因は、その宣伝の裏に暗示される要因と大きく関わり合っています。自分の時期はもう終わりと告げられ、自信を失くし、そして社会的見識では、「ある一定の」年齢に達した女性にとって、それは永遠の若さへの希望とともに、不死との終わりのない闘いを意味するのです。

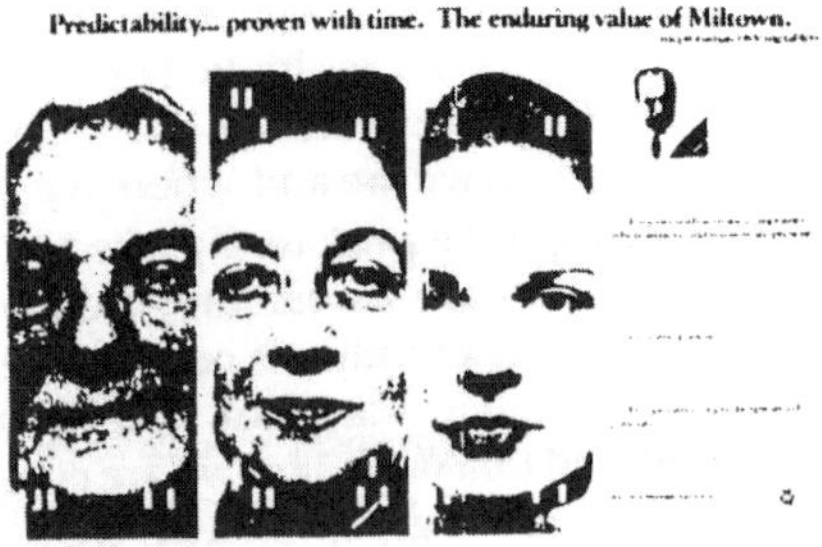
Predictability... proven with time. The enduring value of Miltown.
使用を継続することによって期待できる効果…

上に挙げたのは、大手製薬会社の鎮痛薬の宣伝広告の一部です。鎮痛薬は、高齢女性の治療目的のために、ごく最近になってから医師たちによって導入されたものですが、新聞・雑誌での悪評や裁判ざたが起きたりしたため、適切な投与量についての改正が求められています。一方、ＨＲＴは女性らしさへの万能薬として売られ、永遠の若さへの約束が最も大きなセールスポイントとなっています。

女性らしさの万能薬の行商人である製薬会社は、ＨＲＴを積極的に推進し、女性たちをその本来の力から遠ざけています。いま私たちに必要なのは、高齢、老齢の女性の力を恐れるのではなく、敬うことであります。賢明な女性——しわの多い老婦や口やかまし女——は、いったいどこにいるのでしょうか？　今日の私たちオバタリアンに対するイメージは実に悲しいものです。メディアは若者を理想の姿とし、老人を気の毒な、または愚かな存在として存続させています。一体どうして、滑らかで堅いものが、柔らかくてしわのあるものより優れているのでしょうか？現在の私たちの年齢に関わらず、自分の内奥の老婦や魔女とのつながりを保ち続けることは、私たちの視野を広げてくれます。

年齢の差は大きな意味を持ちます。年齢を重ねることで、若者には想像もできない体験をすることができます。そして、私たちが将来理想とする賢い女性像が、バーバラ・カートランドのような、甘くふわふわした存在であるなら、私たち自身の人生そして人類の文化にとって、途方もなく重要な側面が失われてしまうでしょう。

ここに紹介するのは、芸術家であったジョージア・オキーフの90代の写真です。

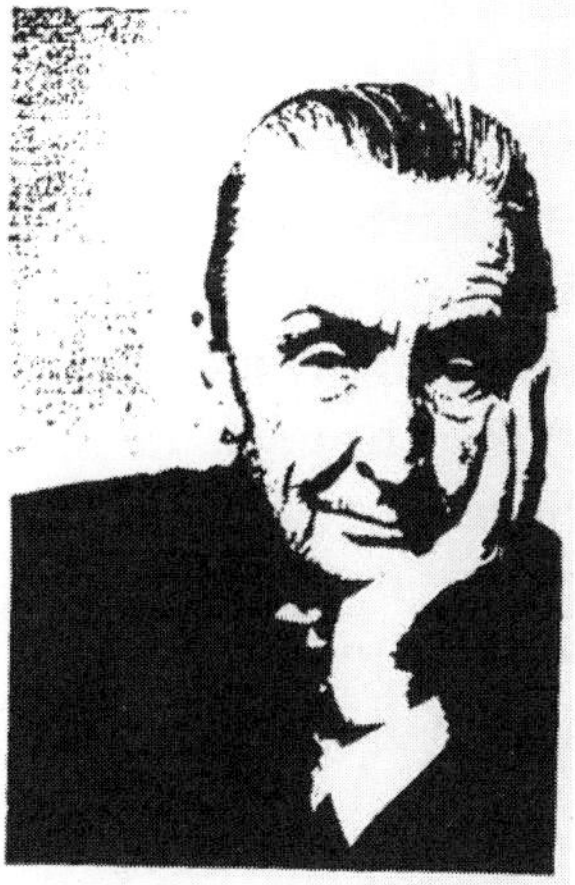

故郷への旅路

更年期を、より全体的視点から見た場合…生命エネルギーは絶えず変化し、また常に流動している力であります。停止すると、私たちは行き詰まってしまい、前進することができず、生命力は衰え、バランスを失い、不健康になり、混乱し、病気になってしまいます。健康とは適応能力であり、潜在力を発揮することです。というわけで、ここでの課題は前進すること、それもできるだけ楽に、です。

また、流れというものは常に一様ではなく、満ちるときと引くときがあります。

中国人は、人間の人生にはさまざまな門が存在すると言います。こうした門こそ、自分の癒しへの最も適した機会であります。私たちはこうした機会を尊重し、これらを可能性として――実際そうなのですが――受け入れる必要があります。

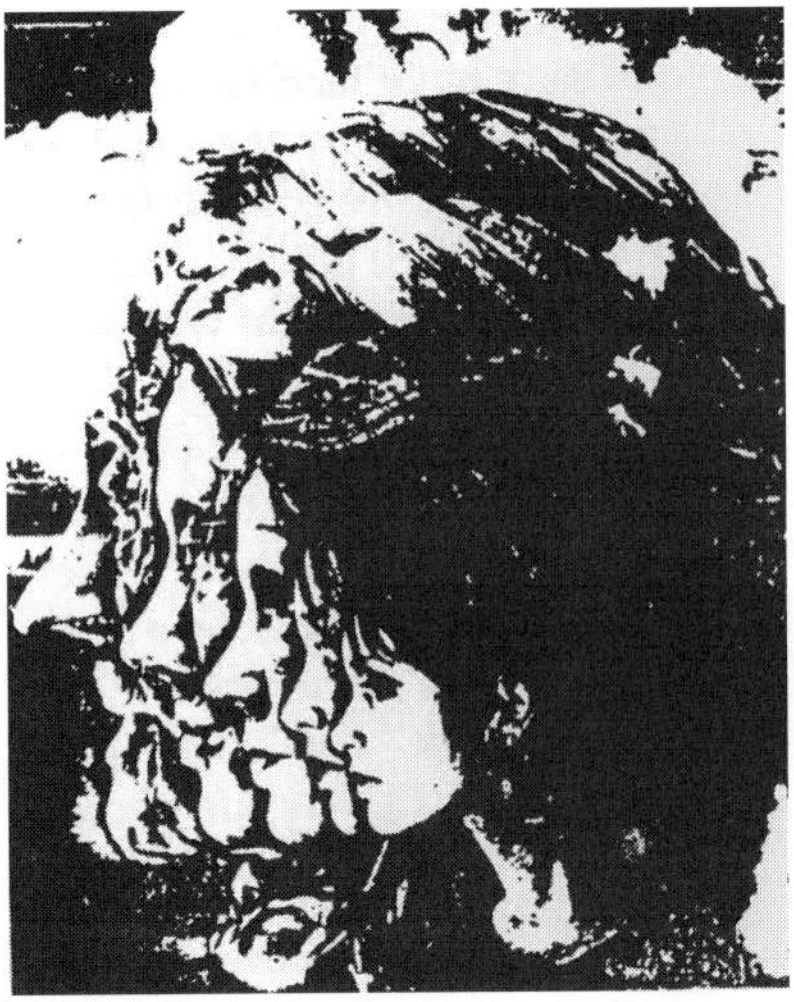

もし門が一つの機会の窓だとすれば、それを通り抜けて反対側に到達することが大事です。私には、HRTは症状を抑制するだけでなく、間違った方向の通路に私たちを置き去りにするように思えます。それは、エネルギーの流れを迂回させてしまいます。私は、自分の患者、顧客そして友人の多くに、こうした人生の門が近づいてくるのを目撃しました。多くの場合、自分の前に現れた門に入っていくのは気が進まないものです。そこを通り抜けることに抵抗を覚え、葛藤があります。その門に入る前に、さまざまな恐怖や不安がわいてきます。私たちは、自分の生殖能力と若さを失ったことを嘆き、人生の最後の1/3ほどが自分に残された時間であるという現実に直面しなければなりません。もう後戻りができないという、絶対的な事実に直面します。免れない死というものを身近に感じます。HRTの持つ誘惑的性質が邪悪であることの理由は、まさにここにあるのです。

この年齢に達するころには、私たちは自分の愛する人々が死んでいくのを目撃し、小さかった子供たちが成人していくのを見てきています。友人を失った人もいるでしょうし、大病を体験した人もいるでしょう。おそらく両親をなくしてしまっている人も多いと思われます。人生がどういうものかも知っています。そして、いま、自分自身の死を突きつけられているのです。この門を通り抜け、重要な通過儀礼を終えたとき、私たちは今まで自分の中に握りしめていた多くのものを解き放ち、この人生で体得した英知とさらに深く調和していることに気づくでしょう。

私たちは一度にその門を通り抜けることはめったにないというのが、私の見解です。私たちの存在を形づくっているさまざまな部分が、おのおの異なる時期に、この門を通り抜けるのだと思います。私たちが思春期を迎えたときにそうであったように、これは葛藤の時でもあります。私は13歳のときに、口紅を塗ったりガードルをつけることに抵抗し、もがいたことを今でも覚えていますが、今度は動揺しません。あのとき、私の人生は一つの大きな制約となってしまいました。男の子たちは、もはや野球や木登りを楽しむための仲間ではなく、警戒しなければならない対抗者となってしまいました。

しかし、「ホルモンのトラップ（罠）」期を通り過ごした今、私が体験している素晴らしいことの一つは、思春期以前の少女の自分に再会することができたことです。彼女は11歳半くらいで、冒険心と自信に満ちています。彼女は、世界に飛び出し冒険することを欲しています。さて、この少女と私はあらためて仲直りを果たし、今私たちは、一緒に世の中に出て冒険することを企てています。私はかつて、これほどまでに自分を創造的であると感じたことはなく、人生の次の段階に進めることを心から楽しみにしています。

これらの変化は、繁殖から産出へと進むことを意味します。あるいは、誰かが言ったように、生殖から純粋な創造への移行です。私たちは、本来の自分自身に戻るのです。

老女

老眼が始まります。読書をするときには、本をかなり離して持たなければなりません。私たちはすでに未来に向かって動き始めているので、それだけ過去をも遠くまで見渡すことができます。ずっと昔のことまで思い出しますが、それは、私たちが教師であり、英知の伝道者であるからです。

現在、あらゆる年齢の女性が、再び自分の内奥の声を聞けるようになりつつあります。そして、こうした時期を選んで、女性を従順にさせる効果が指摘されているHRT療法が、これほど猛烈に奨励されていることは、決してただの偶然とは思えないのです。

今世紀においての第二のフェミニズム運動のうねりと相まって、女性の精神性への目覚めが私たちの感情を揺さぶり、私たちは霊的存在としての自分というものに気づき始めています。

女神はさまざまな形を通して再びその姿を現し始めています。彼女は３つの性質を備え、これらは、処女、母、老女の形を通して象徴されます。このうちの老女が私たちの社会から消え去ってしまいました。ヘカテは老女として崇拝された女神の一人です。彼女は３岐路を持つ通路の管理人でした。３通りの道です。彼女には、私たちがどこから来たのか、そして、自分の選択を通して、私たちが向かおうとしている未来がわかります。３通りの道は、ラテン語でtriviaです。それが、trivia（つまらないこと）という英語になってしまいました。ヘカテは私たちの未来について話す女神ではなく、つまらないことしか話さないゴシップ好きの年老いた女性に降格されてしまったのです。

クモ女

老女は、一部のアメリカ先住民の神話の中では、火をもたらすクモ女として登場します。インドでは、マーヤー（幻像）、そして処女／乙女の象徴であり、魔術、運命そして肉体の生まれ変わりを紡ぐ存在とされています。ヒンズー教の運命の輪のように、この女神は紡ぎ手として自分の車輪の中心に座しています。初期のギリシャにおいては、アテネのトーテム信仰の像であり、アテネのイシスとして北アフリカを経由してギリシャにたどり着いた母、アラクネを象徴します。

アステカ族にとって、クモは、アステカ以前に存在した母系文化のオルメカ文明における女性戦士の魂を象徴します。世紀末においての彼女たちの任務は、その絹のような糸にかかった獲物に襲いかかり、すべての男性を食い尽くすことでした。クモとハエの話は、かつて広く信じられていた物語を思い起こさせます。それによると、ハエというのは、女性の存在を探し求め、それを食べ尽くしていた魂とされています。そうすることによって、彼らは肉体に生まれ変わることができたからです。これは女神の3つの要素のうちの老女、または死の部分にあたります。

Arsenicum（アーセニカム）白い死の女神

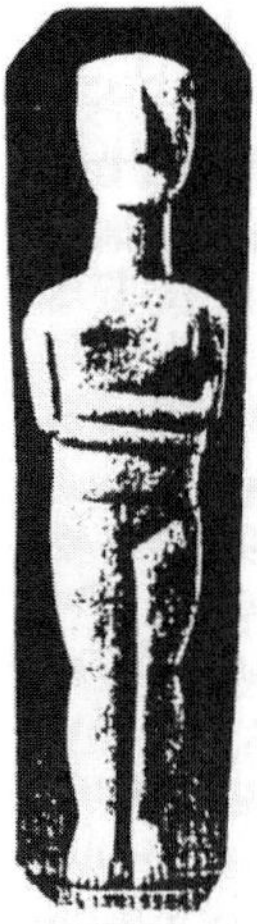

ここでは、老女の顔を観察しながら、私たちの未来を考察してみたいと思います。

私たちがこの旅路を終えたときに、死の女神がやってきます。彼女がやってくるのは、私たちが死について知るべきとき、私たちが自分を手放すべきとき、自分に死を許すとき、そして、もうこれ以上必要ないものを手渡すときです。エジプト、メソポタミア、古代ヨーロッパ、地中海東岸の新石器時代の遺跡の何千もの墓から、この女神の像が発見されています。生まれ変わりの思想は、ローマ教会によって西暦紀元5世紀に禁止されています。それまでは、死とは母なる大地の子宮へ帰ること、または再生の一つの形態であると言われていました。

多くの文明において、死を担当する女性の祭司が存在し、暗い子宮への通過儀礼をつかさどる助産婦のような役割をしていました。エジプトでは彼女らはムーと呼ばれ、またインドにおいては夜空に舞うダキーニでした。サクソン人は彼女らをウォシリイズ（Walcyries）と呼び、ケルト民族はモリガン、そしてロシア人の間では、ババヨガの形で存在しました。彼女たちの役割は、死に備えての精神的、身体的な準備への助言、そして、死にゆくことへの慰めを提供することでした。こうした女神たちは高齢で強い女性だったため、いずれは誰もが、大地の母の子宮の安らぎの中に戻ることを、人々に確信させる力を持っていたのだと思われます。

こうした女性の腕の中で死を迎えることは、まるで精神的オーガズムのようであり、魂は体から抜け出て別の体を得るような至福感がある、と言われたりしました。今日においても、死にゆく人を見守るのはほとんど常に女性です。男性の僧侶や医師は、単に非個人的な儀式を執り行うだけです。彼らは、死にゆく人を腕の中に抱くことはありません。こうした行為を実践してきたのは女性であり、また、女性は今でもそれを続けています。女性は魂からキスを受け取ることができる存在で、死にゆく人の最後の息を魂として吸い込み、それを他の体に吹き込んで新しい生命として誕生させることができると考えられていました。このように、死者をつかさどっていた女性の祭司たちが、結果的に魔女とされてしまったのです。

ホメオパシーのレメディー、アーニセカム（Arsenicum）に、白い死の女神の原型をみることができます。私は、彼女の魂が死にゆく人々の中に入り、平穏をもたらし、門を通り抜けて、彼らの旅路の次の段階へ導いていくのを目撃したことがあります。心に恐怖を抱え、それがどのような方向であれ、次の段階に進むための新しい一歩を踏み出すことを恐れるなら、それは誠に痛ましいことと言えます。私たちの魂が集合意識に戻るとき、私たちは白い死の女神の助けを必要とします。そうすることによって、私たちは自分の故郷である彼女の元を再び離れることができ、戻るべきときが来たときに、またそこに戻れるからです。私たちが彼女を必要とするとき、彼女は常に私たちのそばにいてくれます。人生において、私たちは幾度も死というものを垣間見ます：愛する者を失うとき、生活／生活スタイルを手放すとき、家を失うとき、子供を手放すとき、意見を手放すとき、確固とした信念を手放すとき、リスクを伴う新たな将来のために安全を手放すとき、人生の旅時において実現できなかった空想や夢を手放すとき。もし私たちが、人生において、こうした死というものを経験してこなかったなら、母親という立場を手放し、更年期を迎え入れることがさらに難しくなるでしょう。

ここでいう母とは、私たちが全員、生物学的に母であるということではありません。私たちの中には、母であった人も、また、そうでなかった人もいます。しかしながら私たちは皆、母親という心像に影響されてきました。母という概念と常に関わり合ってきました。私たちは社会に奉仕することを期待され、共同体に奉仕することを期待されます。私たちは、母親として「不適切」とか「不十分である」とか、または生物学的に母親になれなかったことで批判されます。

私たち自身もまた、おそらく父権制度で歪められた母親のイメージ——奴隷や道徳的監視者といった——を用いて、それを私たちの人生の成功を判断する目安としてきたのでしょう。私たちは、罪悪感が多いほど優れた母親であると教え込まれてきました。今こそ、不十分な母親であることを手放す絶好の時であります。

老女であっても、私たちの中にはいまだに子供と母親が共存しています。これらの要素は、私たち老女という存在を培ってきた一部であります。ここに至って、私たちは、もう必要なくなったちっぽけな部分を手放すことができるでしょう。私たちはこれからも、より豊かな方法で学び続けながら、愛し続けながら、そして生き続けながら、自分自身を高めていくことができるのです。「官能的」の定義の一つとして、「豊かな感性を持つこと」が挙げられています。それは、自分自身の感性との調和、自分が何者なのかを知ること、そして自分自身の魂とつながることからもたらされるのです。

ＨＲＴ治療は、死というものに逆らう行為です。それは老いていくことへの恐怖をあおり立てます。それは死への恐怖を倍増させます。しかし死への恐怖こそ、私たちの文明における最も深刻な疾患です。この恐怖こそ、現在私たちが人類として大きな危機に直面していることの原因に他なりません。

ギリシャ人の考察によると、動物の雌は、発情期の間は放心状態に追い込まれる傾向にあるとしています。彼らは、こうした振る舞いの原因はアブにあると信じていました。発情期の意味は、文字通り「放心状態に追いやられる」です。それはあたかも、一匹のアブが女性の中に閉じ込められ、その女性を奇妙な行動に駆り立てているかのようであります。多くの女性において、こうした感覚はPMS（月経前症候群）として認識されていることに気づかれると思います。私たちの超活動的なヨーロッパ／西洋文化においては、「激しい興奮状態に追い込まれる」のは、好ましい状態であるかのように映るかもしれません。こうした考えをヒステリーのそれと交ぜながら織っていけば、また新しい論文さえできてしまいそうです。私たちはどうしても、隷属的状態、人の喜びのために奉仕する世界に引き戻されがちです。

私自身はこれ以上こうした罠にはまり続けたくはないし、HRTによって再びそこに引き戻されることは御免こうむります。私は、改造された女性としてではなく、変化を遂げていく女性として、この門を通り抜けることを欲する者です。

私にとっての過去数年間は、年老いて死ぬことの現実と向かい合うことを通して、自分の人生の新たなる段階への手ほどきを受ける旅路でした。時として、自分の体験を言葉で表現するのは難しいことがあります。それは、人が自分の人生の一部が死にゆくときに感じる寂しさの中にしばらく滞在する感覚と言えます。しかし、こうした孤独感、孤立感、そして自分だけの時間を持つことがなかったら、私は自分の中に老女の存在を見つけることはできなかったでしょう。新しい声が私に聞こえてきました。その声は、私に古代のことを語ってくれます。彼女は私に語りかけます。もう以前のように熱狂せずともよいのだと。常に答えを探し回る必要もないと。なぜなら、私はすでに多くの答えを知っているし、自分自身を信頼することができるために、自分の中の老女が話すことを受け入れられるのだからと。私は、自分のこの部分を愛することを学びました。私は、文化的零落、同輩からの屈辱、そして少女時代に教え込まれた自己嫌悪のパターンを通して、彼女の声が再び黙殺されることがないよう、しっかりと見張るつもりです。他の多くの女性がそうであるように、私もまた非常に困難で、つらい少女期を過ごし、その結果として、生殖期にあった年月もまたつらいものでした。今、私は平安の中に、威厳を持って自分自身とともに生きることができます。自分を通して、女神の愛がわき出るのを感じます。私は、ここ過去数年間に自分が何を手放してきたかを、大きなリストにまとめてみました。そして、そのリストの長さに、われながら感心してしまいました。今私は、何が自分を幸せにするのかをより明確に知ることができるとともに、私が、自分を幸せにしてくれるこうしたものを持つに十分値するのだということが、やっとわかりました。これらは、私が以前にほしかったものとはだいぶ違ってきています。

女性自身の体験が記された書物はごくわずかしかありません。ほとんどは通常、研究者の何らかのフィルターを通しています。私たちのヨーロッパ——西洋社会において、それは何世紀もの間、言葉を持たない体験でありました。私たち女性の人生においての通過儀礼を祝う機会は、すべて奪われてしまいました。

更年期の儀式は、私たちの父権制社会からすっかり消え去っていましたが、女性たちは今新たにそれを創出し、実践し始めています。

現在の私たちの態度とは対照的に、古代の人々は、女性の人生のすべてがその女性の生殖能力によって定義づけられるとは考えていなかった。女性の「賢い血」が、月経の周期とともに、体から流出しなくなった後、それは、女性の体内に蓄積され、その女性にさらなる深い英知をもたらすと信じられていたのである。17世紀に入ってからでさえ、キリスト教徒の執筆家たちは、年老いた魔女の秘密の知識は、彼女たちの血管にためられた「賢い血」から得られたものであると主張している（Walker：192）。

バーバラ・ウォーカーは、その著書『Women's Rituals（女性の儀式）』の中で、次のように述べています：男性中心の制度は女性の通過儀礼を奪い、消し去ったが、女性はいつか、これらの返還を要求しなければならないだろう。

女性にとっては、人生の節目を儀式化し、そのおのおのに価値と意義を付与することは必要不可欠である。その中でも特に儀式化が必要とされるのは、初潮と更年期であるが、これらは、あたかも犯罪でもあるかのごとく、恥ずかしく、厄介で、絶望的な出来事として、格下げされてしまっている（同上：194）。

更年期は、女性の英知の時代への洗礼の時なのです。

ここにあるのは、紀元前16世紀のペルー北部に存在したカプシニク文化の女神の絵です。私は、彼女のことを**カボチャばばあ**と呼んでいます。

下に紹介するのは、私が自分自身の中年期への祝いとしてつくった詩です。

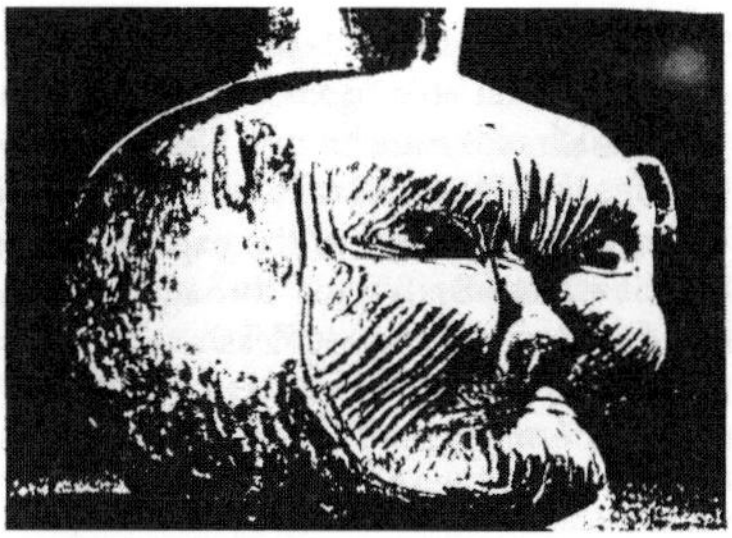

（「cunt」という言葉は、もともとは賢い女性、抜け目のない女を意味する古代の言葉でした。おそらくGoddess kuninaからの派生語と思われます）。

円熟する女性

おばあさん、おばあちゃん、老婦人、高齢女性、ばばあ、そして魔女
私たちは、イブより年寄りで、偉大なる母と同い年。
狡猾で助平で、呪文を唱え、物語を語る
魂は回り巡り、伝説は浮き上がり、巣は張られる。

その上で私たちが大きくなったつるの根は、偉大なる母の奥深くにまで達し、
死んだ者そして生きている者の魂を抱きしめる。
しわくちゃの知恵者になるまで、私たちは季節を経て円熟し、
可能性という名の種を地上にばらまく。

私たちは円熟する女性、顔にくっきりと刻み込まれた知恵の跡。
笑いじわのひだと経験のひだ。
私たちの四肢は美しく曲がり、その姿はまるで樹木のよう、
私たちは、その柔らかな体を愛し始める。

私たちは、熟練した目で人生を観察し、
待ちに待った手で赤子を迎え入れる。
私たちは、太鼓腹の形をした大釜で自分の怒りを醸造する。
それは終わりのない成長、そして可能性が広がるたびに、
自分をさらに大きい器に移しかえる。

私たちの体のでこぼこした皮袋、その中には私たちの知恵がいっぱい詰まっている。
学びへの情熱は尽きることなく燃え上がる。
私たちは、死を知り、悲しみを運んだ、

私たちのほおには、涙の筋で刻み込まれた小さな川がある。
もうこれ以上、他人のために自分の血を流すことはない。
これは自分自身のための血、自分自身を温めるための血。
秋の夕暮れに、私たちに情熱を運び込んでくれるもの。
私たちの野生の部分に魔法をかける手助けをしてくれるもの。

私たちの血液には、蓄積された月のエネルギーが潜む、
私たちの内奥で、月のエネルギーがかつてないほどに激しく波打つ。
円熟した女性たちよ、私たちの時がやっと訪れた、
今こそ、私たちが本来の姿に戻る時。

著者紹介

Melissa Assilem（メリッサ・アシレム）

１９８２年よりホメオパシーに関わり、21年間ホメオパシーの講師を務め、25年間ホメオパシー治療をしている。最初の著書『マッド・ハッターズ・ティーパーティー』（ホメオパシー出版）は、レメディーに使われる原物質が、どのようにスピリチュアル的・文化的に関与しているかについてのセミナーシリーズをもとに執筆された。何年間にもわたり、女性の健康問題に強く焦点を当てており、ホルモン剤乱用の有害な影響について教育しようとした。これが、Folliculinum (oestrone), Lac-humanum, Luna を発展させた理由。二番目の著書『更年期を通して霊化する女性』（本書）もそうして誕生した。現在は、カルフォルニアに主に居住し、治療に関してはセミ・リタイアの生活をし、執筆活動に力を注いでいる。ロンドン、レスボス（ギリシャ）でもセミナー活動をしている。

監訳者紹介

由井寅子（ゆいとらこ）

一九五三年生まれ。プラクティカルホメオパシー大学大学院（英国）卒、Hon. Dr. Hom / Ph. D. Hom（ホメオパシー名誉博士・ホメオパシー博士）。日本ホメオパシー医学協会（JPHMA）会長、カレッジ・オブ・ホリスティック・ホメオパシー（CHhom）学長。ホメオパシー学術誌『The Homoeopathic Heritage International』B. Jain Publishing House の国際アドバイザー。そのホメオパシーの実践とハーネマン研究は世界的に評価され、二一世紀のホメオパシーをけん引する指導的なホメオパスとして期待されている。著書、論文、訳書多数。

更年期を通して霊化する女性

2011年9月20日　初版第一刷発行

著　者　メリッサ・アシレム
監訳者　由井寅子
装　丁　ホメオパシー出版（株）
発行所　ホメオパシー出版（株）
〒154-0001 東京都世田谷区池尻2丁目30番14号
電話：03-5779-8021　FAX：03-5779-8022
URL　http://www.homoeopathy-books.co.jp/
E-mail　info@homoeopathy-books.co.jp

Printed in Japan.
ISBN978-4-86347-052-1 C3047
落丁・乱丁本は、お取替えいたします。